营养是生命之源

它贯穿于整个生命历程

守护你的生命丛书

总主编/ **金大鹏**

营养与生命

主　　编　于健春

副 主 编　于　康　陈　伟　钱素云　张小田　康　琳

编　　者（按姓氏笔画排序）

么改琦　马良坤　王　超　王化虹　丛明华　朱明炜
刘欣燕　刘燕萍　孙晓红　李　梅　李正红　李融融
杨　红　杨丽琛　迟　雁　陈丽如　陈莲珍　林国乐
郑　颖　郎　韧　孟庆华　赵　彬　唐　云　梅　丹
崔红元　康维明　梁　斌　蔡晶晶　樊跃平　潘　慧
魏俊吉

学术秘书　康军仁　郭淑丽

插 画 师　许　明　刘伯涛　刘欣竹　金　晶

Nutrition

Life

人民卫生出版社

·北　京·

图书在版编目（CIP）数据

营养与生命 / 于健春主编. -- 北京 ：人民卫生出版社，2026. 2. -- ISBN 978-7-117-38741-5

Ⅰ. R151；R4

中国国家版本馆 CIP 数据核字第 2025PZ9605 号

人卫智网	www.ipmph.com	医学教育、学术、考试、健康，购书智慧智能综合服务平台
人卫官网	www.pmph.com	人卫官方资讯发布平台

营养与生命

Yingyang yu Shengming

主　　编：于健春

出版发行：人民卫生出版社（中继线 010-59780011）

地　　址：北京市朝阳区潘家园南里 19 号

邮　　编：100021

E - mail：pmph @ pmph.com

购书热线：010-59787592　010-59787584　010-65264830

印　　刷：天津市光明印务有限公司

经　　销：新华书店

开　　本：710 × 1000　1/16　　印张：18

字　　数：185 千字

版　　次：2026 年 2 月第 1 版

印　　次：2026 年 2 月第 1 次印刷

标准书号：ISBN 978-7-117-38741-5

定　　价：88.00 元

打击盗版举报电话：010-59787491　E-mail：WQ @ pmph.com

质量问题联系电话：010-59787234　E-mail：zhiliang @ pmph.com

数字融合服务电话：4001118166　E-mail：zengzhi @ pmph.com

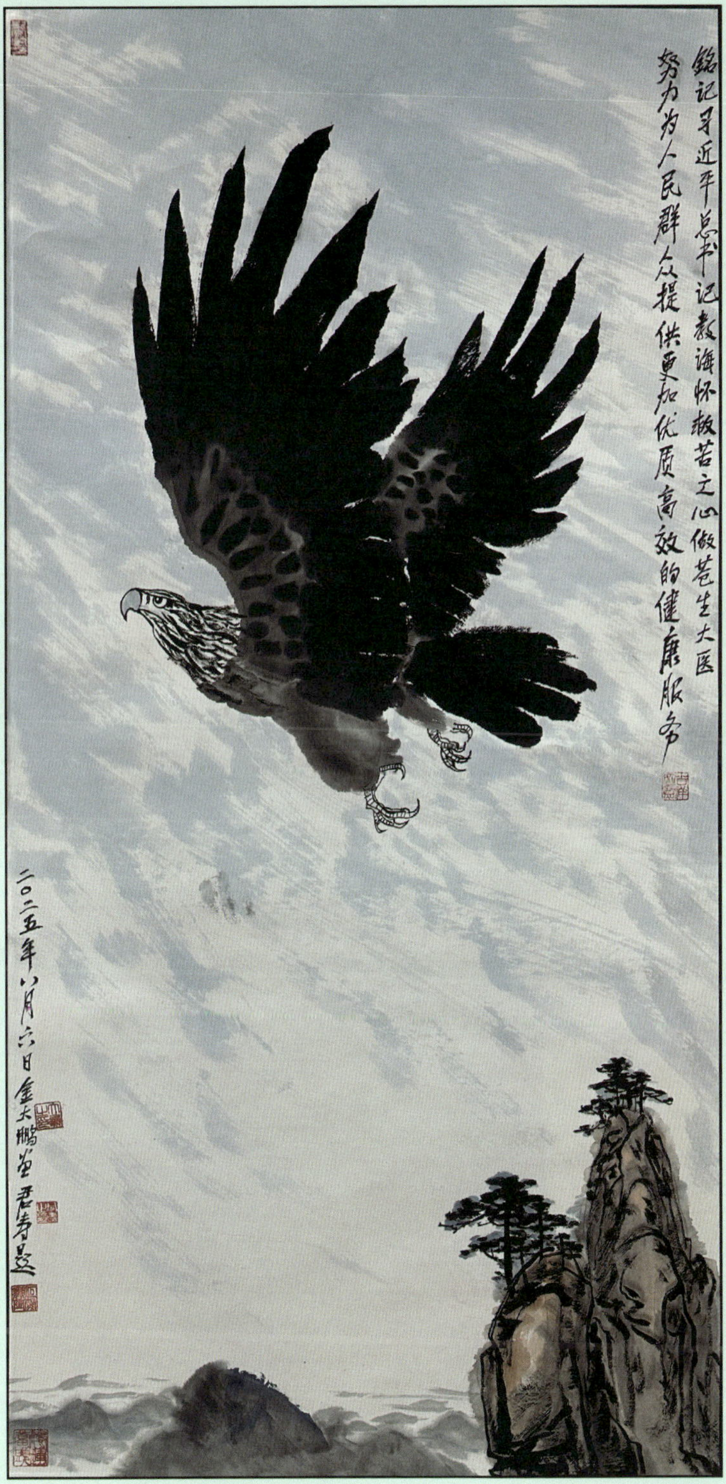
铭记习近平总书记教诲怀救苦之心做苍生大医
努力为人民群众提供更加优质高效的健康服务
二〇二五年八月六日
金大鹏画
君寿题

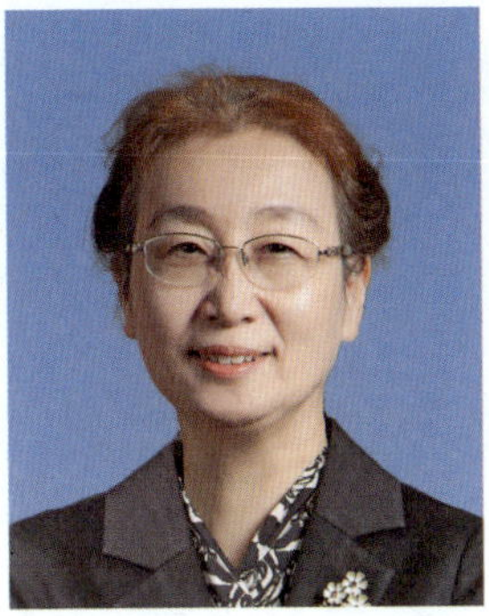

主编简介

中国医学科学院北京协和医院基本外科主任医师、教授、博士研究生导师，主要从事普外科及肠外肠内营养的临床及基础研究工作。担任欧洲肠外肠内营养学会（ESPEN）荣誉会员，曾任中华医学会第四届肠外肠内营养学分会主任委员、中华医学会外科学分会营养支持学组副组长、国家卫生健康标准委员会营养标准专业委员会副主任委员、中国医师协会外科医师分会临床营养医师委员会副主任委员、北京市住院医师规范化培训外科委员会副主任委员、北京医学会肠外肠内营养学分会主任委员、北京医师协会临床专家营养委员会主任委员、北京健康文化促进会副会长及营养健康专业委员会主任委员。担任《肠外与肠内营养》杂志副主编，《临床营养学实验》杂志（*Journal of Clinical Nutrition Experiment*）副主编。培养研究生 48 名，发表文章 200 余篇，主编及参编学术专著 18 部、继续教育教材 7 本、科普图书 1 本。荣获 1996 年卫生部医药卫生科技进步奖二等奖、2002 年国家科技进步奖二等奖、2012 年北京市科学技术奖三等奖、2013 年华夏医学科技成果奖二等奖、2018 年中华医学会肠外肠内营养学分会（CSPEN）杰出贡献奖。

内容简介

营养是生命之泉，润泽着个体从孕育到衰老的每一个阶段。从生命的起始，婴儿的诞生，到幼儿的成长，儿童、青少年的发育，直至成年、更年期、暮年，每一时期对营养的需求各异。本书是一部权威、科学、实用的医学营养科普读物，旨在通过系统化的知识体系和丰富的实践指导，为读者提供专业的营养健康解决方案。全书共七章，第一章奠定基础，详解一般人群的平衡膳食、营养素认知及体重管理要点。第二章至第五章按生命周期展开：婴幼儿营养重点讲喂养策略与常见问题；孕产妇营养强调孕期管理、合并症应对及产后恢复；绝经期女性营养关注骨质疏松预防与营养调节；老年人营养则深入探讨牙齿问题、肌少症、吞咽困难及终末期营养支持等。第六章全面剖析各类疾病状态下的营养干预：从肝、胆、胰与胃肠道良、恶性疾病，到内分泌与心、脑、肺、肾疾病，肥胖症及口腔、骨骼问题，均提供科学、具体的饮食调整策略与营养支持方案，旨在辅助治疗、改善预后、提升生活质量。第七章聚焦营养支持技术与管理，详解静脉与肠内营养途径的选择、护理要点、居家管理，以及药物与营养素的相互作用，为临床和家庭场景提供操作指导。本书整合了最新的循证医学依据与实践经验，语言通俗易懂、实用性强，是公众获取营养知识、管理自身健康的重要工具书，同时也可作为临床医护人员和营养师的参考书籍。

前 言

营养是生命之泉，它贯穿整个生命历程。营养为生命提供必需的物质，调节身体细胞的代谢，促进生长发育和组织损伤的修复。在疾病的预防、治疗和康复过程中，营养发挥着不可替代的作用。然而，目前国内关于营养与疾病、健康关系的大众科普书籍却寥寥无几。

为了全面推动《“健康中国 2030”规划纲要》的实施，满足人民群众对健康的需求，并提升国民的健康素养，人民卫生出版社特邀请国内知名专家、学者策划并编写了《守护你的生命》系列科普图书。

《营养与生命》是一部由临床医学、营养学、临床药学和护理学等领域权威专家共同编写的科普图书，内容全面且科学实用。全书共分为七章，从生命的起点到暮年各个阶段的营养需求均有详细阐述，包括婴儿诞生、幼儿成长、儿童及青少年发育，成年、更年期以及老年时期的特殊营养要求；同时深入探讨了急性疾病、慢性疾病状态及疾病治疗和康复期的营养代谢变化、补充途径与方法，并详细介绍了国内外权威营养指南。这本书不仅是临床医护人员和营养师的专业参考工具，也为公众提供了科学、实用的营养知识，助力大众实现健康管理和疾病的预防与康复。本书内容不仅具有重要的学术价值，更对服务大众健康实践具有现实意义。

本书汇集了来自多个学科领域的中青年专家和学者丰富的临床科研成果与专业知识及临床经验，包括临床医师（如胃肠外科、肝胆外科、内分泌外科、神经外科、骨科、重症医学科、消化内科、内分泌科、血液内科、神经内科、肿瘤内科、老年科、儿科、妇产科、口腔科、介入放射科等）、临床营养师、临床护师、临床药师、公共卫生营养师以及健康管理工作者和艺术工作者等，他们倾注心力撰写、创作绘画，共同完成了这部作品。本书针对大众关心的膳食营养问题，采用问题导向的方式进行解答，深入浅出，循序渐进，图文并茂，易于理解，旨在满足中国普通大众的健康需求。

愿本书能从非药物治疗的营养角度，为疾病的预防、治疗及康复开启绿色源泉，提升大众的营养认知水平、自我管理能力及生活质量，为促进全民健康提供全新的视角和力量。

北京协和医院基本外科

于健春

2025 年 9 月

致 谢

衷心感谢我的导师、前辈、领导及医学同仁们！特别感谢并致敬临床多学科专家们的关心、支持与指导！衷心感谢临床多学科医师专家：王志伟、王秋梅、宁晓红、李元新、李倩、李晔、刘松涛、陈蓉、胡亚、高岱佺、周立新、李娇娇、李旖旎、杨炯贤、张玉萍；感谢临床营养师专家：张坚、康军仁、王方、付锦；感谢护理精英专家：郭淑丽、孙文彦、方玲、刘莹、侯海燕、高岚、高娜。感谢专家们在百忙中给予的专业帮助和大力支持！

深深感谢我的家人，多年来他们一直是我前行路上的坚强后盾。

北京协和医院基本外科

于健春

2025 年 9 月

目 录

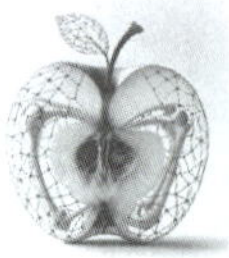

第一章 一般人群营养常识篇

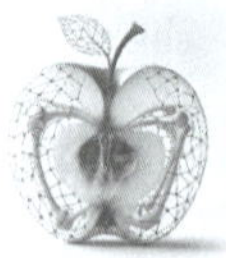

第二章

婴幼儿营养篇

第三章
特殊时期女性营养篇

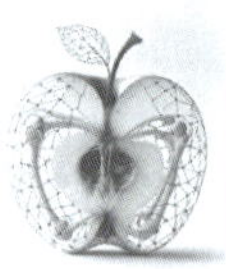

第一章

一般人群营养常识篇

第一节 医学营养中的合理膳食是什么

一、一日三餐如何配比能达到平衡膳食

食养是良医。生命的诞生、维持和延续都离不开营养，合理营养能够为我们的生命健康保驾护航，而平衡膳食是人体营养和健康的基本原则，食物多样是平衡膳食的基础，合理搭配是平衡膳食的保障。膳食指南是根据营养学原则，结合国情制定的，是教育人民群众采用平衡膳食以摄取合理营养促进健康的指导性意见。

听专家说

俗话说，民以食为天。吃不仅是维持生命最基本的行为，吃得科学、合理还可以保持营养良好、预防慢性疾病的发生、让健康状态更持久。为此，依据中国营养学会发布的《中国居民膳食指南(2022)》，应遵循八条平衡膳食准则，合理安排一日三餐。做到食物种类丰富，粗细搭配，荤素搭配，深浅搭配，健康烹饪，多采用蒸、煮、炖、清炒等烹饪方式，少油、少盐、少糖。

三餐应规律，分配要合理。定时定量，不漏餐。规律进餐、饮食适度，不暴饮暴食、不偏食挑食、不过度节食。足量饮水，少量多次。在温和气候条件下，低身体活动水平成年男性每天饮水 1 700 毫升、成年女性每天饮水 1 500 毫升。推荐喝白开水或茶水，少喝或不喝含糖饮料，不用饮料代替白开水。

健康加油站

依据中国营养学会发布的《中国居民膳食指南（2022）》，应遵循八条平衡膳食准则。

（1）食物多样，合理搭配。

（2）吃动平衡，健康体重。

（3）多吃蔬果、奶类、全谷、大豆。

（4）适量吃鱼、禽、蛋、瘦肉。

（5）少盐少油，控糖限酒。

（6）规律进餐，足量饮水。

（7）会烹会选，会看标签。

（8）公筷分餐，杜绝浪费。

（于　康）

二、人体必需的营养素有哪些

生命的诞生、维持和延续都离不开营养。各种营养素的作用和功能不尽相同。目前所知，人体必需营养素有 40 余种，这些营养素绝大多数来自食物。当从食物中摄入的能量和各种营养素的数量及其相互间的比例，能够满足不同生理阶段、不同环境下各类人群的需要，并能使机体处丁良好的健康状态时，可以认为是合理营养。

听专家说

人体对各种营养素的需要量各不相同，多的每天需要几百克，少的仅要几微克。不同人群的膳食营养素参考摄入量可参考《中国居民膳食营养素参考摄入量（2023 版）》。

人体必需营养素和其他膳食成分

必需营养素	蛋白质	亮氨酸、异亮氨酸、赖氨酸、甲硫氨酸、苯丙氨酸、苏氨酸、色氨酸、缬氨酸、组氨酸
	脂肪	亚油酸、α-亚麻酸
	碳水化合物	
	矿物质	常量元素：钙、磷、钾、钠、镁、硫、氯
		微量元素：铁、碘、锌、硒、铜、铬、锰、钼等
	维生素	脂溶性维生素：维生素A、维生素D、维生素E、维生素K
		水溶性维生素：维生素B_1、维生素B_2、维生素B_6、维生素B_{12}、维生素C、叶酸、烟酸、生物素、泛酸、胆碱
	水	
其他膳食成分	膳食纤维、番茄红素、植物固醇、原花青素、大豆异黄酮、叶黄素、花色苷、氨基葡萄糖等	

健康 加油站

中国居民平衡膳食宝塔是根据《中国居民膳食指南（2022）》，结合中国居民的膳食结构特点设计的。它把平衡膳食的原则转化成各类食物的重量，并以直观的宝塔形式表现出来，表现了在营养上比较理想的基本食物构成，便于群众理解和在日常生活中实行。宝塔共分5层，各层面积大小不同，体现了5大类食物和摄入量的多少。5大类食物包括谷薯类、蔬菜水果类、畜禽鱼蛋奶类、大豆和坚果类以及烹调用油盐。不同营养素的食物来源有所差别，谷薯类、蔬菜水果类、鱼禽肉蛋类、大豆坚果类等食物所含营养素种类不同。因此，我们的日常饮食应该种类多样化，每天摄入12种以上食物，每周摄入25种以上，从而确保各类营养素的充足摄入。

（于　康）

三、人体需要的能量从哪里来

能量代谢是人体生命活动中最基本的生理活动，是生物体内碳水化合物、蛋白质和脂肪在代谢过程中所伴随的能量释放、转移和利用等。长期保持良好的健康状态、机体构成以及理想活动水平的人群，达到能量平衡时所需要的膳食能量摄入量被称为能量需要量。

听 专家说

人体的能量主要来源于食物中的产能营养素，包括糖类（主要为碳水化合物）、脂类和蛋白质。产能营养素通过被氧化释放能量，以维持机体代谢、神经传导、呼吸、循环及肌肉收缩等，同时在产能过程中释放能量以维持体温。

能量摄入不足或过多都会影响人体健康。如果能量需要量高于能量摄入量，即为能量摄入不足，长期能量摄入不足会导致生长发育迟缓、消瘦、活力消失甚至死亡。若能量摄入量高于能量需要量，多余的能量将转化为脂肪储存在体内，长期能量摄入过剩，将导致超重、肥胖及相关的非传染性慢性疾病，如高血压、糖尿病、血脂异常等。

根据中国人的膳食特点和习惯，成年人膳食中碳水化合物提供的能量应占总能量的50%~65%，脂肪占20%~30%，蛋白质占10%~15%。年龄越小，脂肪供能占总能量的比重越大，但成年人脂肪的摄入量不宜超过总能量的30%。

健康 加油站

成年人的能量消耗主要包括基础代谢、身体活动和食物热效应三个方面。基础代谢是维持人体最基本生命活动所必需的能量消耗，是人体能量消耗的主要部分，占人体总能量消耗的60%~70%。体型和机体构成、年龄、性别、内分泌、应激状态等都是影响基础代谢的因素。除基础代谢外，身体活动消耗的能量是影响人体总能量消耗最重要的部分，占总能量消耗的15%~30%。身体活动一般分为职业活动、交通活动、家务活动和休闲活动。食物热效应也称食物特殊动力作用，为人体摄食过程中引起的额外能量消耗，是人体在摄食后对营养素的一系列消化、吸收、合成、代谢转化过程中所消耗的能量。

（于　康）

第二节 《中国居民膳食指南（2022）》的核心推荐是什么

一、《中国居民膳食指南（2022）》对一般人群提出的八条平衡膳食准则是什么

《中国居民膳食指南（2022）》是依据营养科学原则，结合食物供应和人群生活实际，指导人们践行平衡膳食、预防营养相关疾病、促进健康的重要文件。2022 年发布的我国第五版《中国居民膳食指南（2022）》，对一般人群提出了八条准则。

听专家说

1. 食物多样，合理搭配

食物多样是平衡膳食模式的基本原则，涵盖谷薯类、蔬菜水果类、畜禽鱼蛋奶类等各类食物。建议每天摄入 12 种以上食物，每周摄入 25 种以上。

2. 吃动平衡，健康体重

体重是评价人体营养和健康状况的重要指标，过轻或过重都易引发疾病。每周至少 5 天进行中等强度身体活动，累计 150 分钟以上，日常争取每天 6 000 步，减少久坐时间，有利于维持健康体重。

3. 多吃蔬果、奶类、全谷、大豆

蔬菜和水果是维生素、矿物质、膳食纤维和植物化学物质的重要来源，奶类和大豆类食物中钙、蛋白质丰富。餐餐要有蔬菜（不少于 300 克 / 天，深色蔬菜占一半），天天吃水果（200~350 克 / 天，不用果汁替代），每天摄入 300 毫升以上液态奶的奶制品，常吃全谷物和豆制品。

4. 适量吃鱼、禽、蛋、瘦肉

这类食物能提供优质蛋白，但部分食物脂肪和胆固醇含量较高。成年人每天摄入动物性食物总量 120~200 克，每周食用鱼类 2 次或 300~500 克、畜禽肉 300~500 克、蛋类 300~500 克。

5. 少盐少油，控糖限酒

食盐、烹调油和脂肪摄入过多会增加相关慢性疾病风险。推荐成年人每天摄入食盐不超过 5 克、烹调油 25~30 克，少喝含糖饮料，每天糖摄入量 25 克以下，成年饮酒者酒精量不超过 15 克 / 天。

6. 规律进餐，足量饮水

规律进餐，合理安排三餐，早餐能量占全天能量的 25%~30%，午餐占 30%~40%，晚餐占 30%~35%。建议低身体活动水平的成年人，男性每天饮水 1 700 毫升，女性每天饮水 1 500 毫升，保证足量饮水。

7. 会烹会选，会看标签

了解各类食物营养特点，挑选新鲜、营养素密度高的食物。学会看食品营养标签，购买健康的包装食品，掌握烹饪技巧，传承饮食文化，享受营养美味。

8. 公筷分餐，杜绝浪费

选择新鲜卫生的食物，不食用野生动物。食物制备生熟分开，多人就餐用公勺公筷。珍惜食物，按需就餐，不铺张浪费。

（杨丽琛）

二、中国居民平衡膳食宝塔（2022）是什么

中国居民平衡膳食宝塔（以下简称“宝塔”）是根据《中国居民膳食指南（2022）》的准则和核心推荐，把平衡膳食原则转化为各类食物的数量和所占比例的图形化表示。

听 专家说

宝塔共分 5 层，体现了 5 大类食物和摄入量的不同。宝塔旁边的文字注释，标明了在 1 600~2 400 千卡（1 千卡约等于 4 184 焦耳）能量需要量水平时，一段时间内成年人每天各类食物摄入量的建议值范围，具体如图所示。

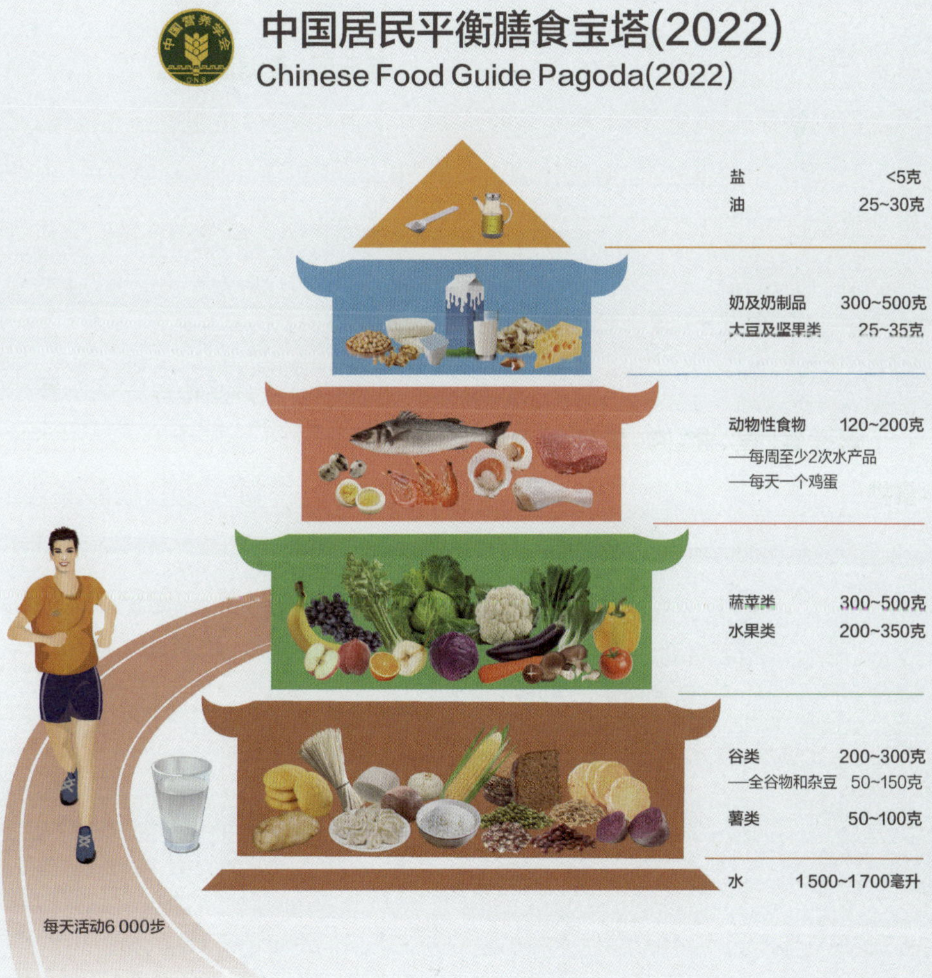

中国居民平衡膳食宝塔(2022)
Chinese Food Guide Pagoda(2022)
盐 <5克
油 25~30克
奶及奶制品 300~500克
大豆及坚果类 25~35克
动物性食物 120~200克
—每周至少2次水产品
—每天一个鸡蛋
蔬菜类 300~500克
水果类 200~350克
谷类 200~300克
—全谷物和杂豆 50~150克
薯类 50~100克
水 1 500~1 700毫升
每天活动6 000步

中国居民平衡膳食宝塔（2022）（图片来源：中国营养学会）

第一层：谷薯类食物

作为膳食能量的主要来源，谷类为主是合理膳食的重要特征，还富含多种微量营养素与膳食纤维。全谷物保留天然谷物的全部成分，杂豆是除大豆以外的其他干豆类，薯类如马铃薯、红薯等，可替代部分主食。

第二层：蔬菜水果

蔬菜和水果是维生素、矿物质、膳食纤维和植物化学物质的重要来源。不同蔬菜提供的营养素略有不同，深色蔬菜富含维生素、植物化学物质和膳食纤维。推荐吃新鲜水果，大多数新鲜水果含水量为 85%~90%，是维生素 C、钾、镁和膳食纤维的良好来源。

第三层：鱼、禽、肉、蛋等动物性食物

动物性食物是膳食指南推荐适量食用的食物。新鲜的这类食物是优质蛋白、脂肪和脂溶性维生素的良好来源，建议少吃加工类肉制品。在条件允许的情况下，优先选择鱼、虾、蟹和贝类等水产品，每天吃 1 个鸡蛋。

第四层：奶类、大豆和坚果

奶类及大豆富含钙、优质蛋白和 B 族维生素。增加奶制品摄入对儿童骨密度有益，酸奶可改善便秘和乳糖不耐受。坚果富含不饱和脂肪酸等营养素，推荐每天摄入大豆和坚果 25~35 克，其他豆制品按蛋白质含量与大豆折算。

第五层：烹调油和盐

烹调油和盐，虽是烹饪必备调料，但建议少用。除控制食盐量外，也要控制隐形高盐食品摄入。烹调油含各种动、植物油，建议常换种类，满足人体对各种脂肪酸的需求。

此外，宝塔图形还包含饮水和身体活动图示。水是膳食的重要组成部分，是生命必需物质，建议低身体活动水平的成年人每天饮 7~8 杯水。身体活动能消耗能量，有助于维持健康体重并促进机体新陈代谢。推荐成年人每天进行至少相当于快走 6 000 步的身体活动。

（杨丽琛）

第三节 为什么体重是生命体征

一、什么是体重指数（BMI）

体重指数（body mass index，BMI）又称体质量指数，是国际上常用的衡量人体胖瘦程度以及营养状况的一个指标。计算公式为：BMI= 体重 ÷ 身高^2［体重单位：kg（千克）；身高单位：m（米）］。

听专家说

BMI 简便易行且实用，仅需要测量身高和体重。肥胖是“三高”（高血压、糖尿病、高脂血症）、心脑血管疾病、骨关节炎及残疾 / 运动失能、癌症等疾病的重要危险因素。我国肥胖发病率呈逐年上升趋势，因此了解 BMI 很有必要。

1. BMI 分级标准

世界卫生组织制定的成年人 BMI 分级标准：18.5~24.9 千克 / 米^{2}属于正常范围；<18.5 千克 / 米^{2}为体重过轻；25~29.9 千克 / 米^{2}为超重；≥30 千克 / 米^{2}为肥胖。

与欧洲人相比，亚洲人在相对较低的 BMI 水平已经开始出现肥胖相关疾病发病风险的增加。我国成年人 BMI 在 18.5~23.9 千克 / 米^{2}属于正常范围；<18.5 千克 / 米^{2}为体重过轻，可能与各种原因引起的能量摄入不足或消耗增加有关；24~27.9 千克 / 米^{2}为超重；≥28 千克 / 米^{2}为肥胖，可见于单纯性肥胖或某些内分泌代谢性疾病所致的继发性肥胖。

2. 肥胖症普遍预防措施

（1）保持膳食平衡，膳食中蛋白质、脂肪和碳水化合物摄入比例合理，适当增加蔬菜和水果的比例。

（2）平时有意识地进行中、低强度的体力活动。

（3）监测体重，预防体重增长过快。

（4）维持健康的生活方式，戒烟、限酒和限盐。

（5）有肥胖倾向的个体，定期检查与肥胖有关疾病的指标，尽早发现高血压、糖尿病、高脂血症和冠心病等隐患并及时治疗。

温馨提示

BMI 的应用仍有一定不足，比如：对肌肉很发达的运动员或有水肿的患者，单用 BMI 可能会高估其肥胖程度。老年人肌肉组织减少较多，脂肪组织丰富，单用 BMI 可能会低估其肥胖程度。女性的体脂率一般大于与其 BMI 相等的男性。所以，BMI 并不是评估营养状况和胖瘦程度的唯一指标，还要结合其他检查或代谢指标进行综合判断。特别要强调的是，BMI 标准并不适用于以下人群：①未满 18 岁的少年儿童；②运动员；③正在做重量训练的人；④怀孕或哺乳中的女性；⑤身体虚弱或久坐不动的老人。

（么改琦）

二、体重是由哪些成分构成的

体重是日常生活中我们常常谈论到的话题，但体重到底是由什么构成的呢？大多数人应该没有深入地思考过这个问题。简单来说，体重主要包括骨骼、肌肉（内脏肌肉和四肢肌肉）、体液和脂肪的重量，按物质组成分类为水、蛋白质、脂肪和无机矿物质。以上每一类身体成分在人体总重量中的构成比例就叫作“体成分”。

听专家说

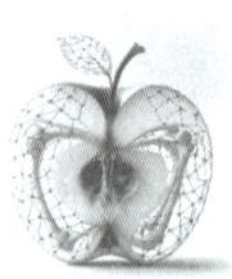

关于体成分，《红楼梦》中曾提到“女儿是水做的骨肉，男人是泥做的骨肉”，但实际上无论男性还是女性，水都是人体的最主要组成部分，约占一

个健康成年人体重的55%，维持人体的正常运转；除水之外，蛋白质也是人体组成的基本成分之一，约占体重的20%；脂肪是人体储存能量的形式之一，约占体重的20%；无机矿物质约占体重的5%。身高及体重相似的两个人，体成分不同，呈现的体型也会有很大的差异。

1. 体成分分析都包括什么

体成分数据：水分、蛋白质、体脂和无机矿物质的比例。

肌肉脂肪分析：分析体重、骨骼肌和体脂三者的关系。

肌肉均衡分析：比较身体各部位的肌肉量。

肥胖程度分析：包括BMI、体脂率、腰臀比、基础代谢率等多个指标。

其他：细胞内外水分、体型评估等。

2. 哪些人需要关注体成分情况

（1）正常人群（对身体进行全面了解）。

（2）健身锻炼者、运动员、围生期妇女、生长发育的儿童。

（3）高血压、糖尿病、高脂血症、代谢综合征、冠心病、脑卒中（俗称中风）、高尿酸血症、肥胖、脂肪肝、血液透析、骨质疏松等患者。

（4）甲状腺功能异常［甲状腺功能亢进（简称“甲亢”）或甲状腺功能减退（简称“甲减”）］患者。

（5）肿瘤及其他慢性疾病患者（对营养状况进行评估）。

健康
加油站

如何科学减重

“体脂”乃减重的重中之重。体脂率过高意味着机体肥胖，会增加高血压、糖尿病、高脂血症、冠心病等疾病的发生风险；体脂率过低有可能引起机体部分生理功能失调；内脏脂肪超标也会损害器官功能、扰乱新陈代谢，增加心脑血管疾病等慢性疾病的发生风险。减重的目的在于减脂，同时注意增肌，故监测体脂和肌肉的变化更有利于综合评估减重效果。

（么改琦）

三、如何准确测量体重

体重是指人体的总重量（裸重），可估计人体的营养发育状况，在某些情况下也可以预估疾病的发生和发展。体重的波动受很多因素影响，同一个人的体重在一天内不同时刻可以相差 1 千克以上，这种差异会在一定范围内有规律地波动，所以体重的标准化测量显得尤为重要。

听 专家说

为避免体重波动带来的误差，建议大家选择在每日、每周或每月的相同时间以及相似条件下测量体重，记录测量的体重值，然后再与理想体重或以往的记录进行比较。

1. 标准的体重测量方法

两岁及以下婴幼儿体重测量应在室温 25℃左右的空腹状态下进行，测量前尽量脱去婴幼儿全部衣裤，将体重秤放置平稳，校准并调零。测量时将婴幼儿平稳放在体重秤上，四肢不得与其他物体接触，待婴幼儿安静时读取体重读数，冬季可用已知重量的毯子包裹婴幼儿。准确记录体重秤读数，精确至 0.01 千克，如穿贴身衣物称量应以称量读数 - 衣物估重 = 裸重。

两岁以上人群应在室温 25℃左右，清晨、空腹、排泄完毕的状态下进行，测量前将体重秤放置平稳，校准并调零。测量时被测者脱去鞋子和厚衣物，仅穿贴身衣物，双脚自然分开平静地站立于体重秤上，双臂自然下垂，头部正对前方，保持身体重心平衡，准确记录体重秤读数，精确至 0.1 千克。

2. 何为理想体重

理想体重（ideal body weight，IBW），也称标准体重，是一个基于身高来估算个体理论上的适宜体重的参考值，主要用于临床评估、营养筛查及药物剂量计算等领域。成年人 IBW（千克）= 身高（厘米）-105，或 IBW（千克）=[身高（厘米）-100]×

0.9（男性）或 ×0.85（女性）。一般认为，实际体重在 IBW±10%IBW 范围内为正常，实际体重在 IBW+（10%~20%）IBW 范围内为超重，大于 IBW+20%IBW 为肥胖，在 IBW-（10%~20%）IBW 范围内为消瘦，小于 IBW-20%IBW 为明显消瘦。

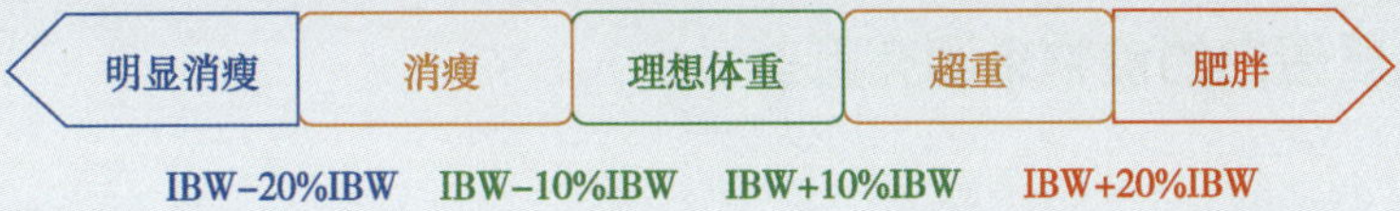

健康加油站

影响体重波动的因素有哪些

测量体重时应注意下面几种情况。

（1）短时间内摄入过多食物或水会造成体重波动。

（2）钠盐摄入过多会将水分锁在体内，导致体重增加，容易给我们造成“长胖”的假象。

（3）身体出现病理性积液、巨大肿瘤或器官肥大等，也会造成体重增加，并且会掩盖脂肪和肌肉组织的丢失。

（4）使用利尿药会使身体排出水分增多，体重下降。

（么改琦）

第四节 什么是优质蛋白

一、优质蛋白的食物来源有哪些

蛋白质是组成人体一切细胞、组织的重要成分，是生命的物质基础。机体所有重要的组成部分都需要蛋白质的参与，没有蛋白质就没有人体生命活动的存在。人体内的蛋白质始终处于不断水解和不断合成的动态平衡中，比如成年人体内每天约有 3% 的蛋白质被更新，从而达到机体组织蛋白质更新和修复的目的。因此，人体必须经常补充足够的蛋白质才能维持正常的生理活动。

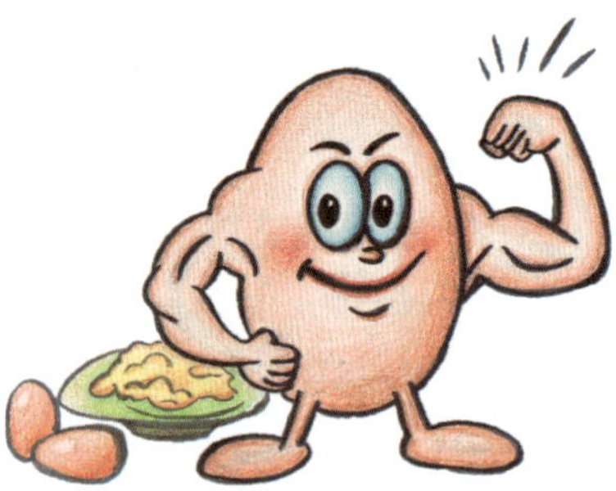

优质蛋白——有效维护生理功能

听专家说

蛋白质是由氨基酸构成的，构成人体蛋白质的氨基酸有 20 种，其中 9 种氨基酸不能由人体自行合成，必须通过食物摄取获得，被称为必需氨基酸，包括异亮氨酸、亮氨酸、赖氨酸、甲硫氨酸、苯丙氨酸、苏氨酸、色氨酸、缬氨酸和组氨酸。

蛋白质的评价标准主要看蛋白质的数量和质量。数量，即食物中“蛋白质含量”，指100克这种食物中蛋白质的含量。质量，指蛋白质中必需氨基酸的种类和含量情况（又称为“蛋白质的氨基酸模式”）。

当必需氨基酸缺乏时，一部分重要蛋白质无法合成，就会出现某种蛋白质缺乏症状。所以，对于蛋白质而言，必需氨基酸的种类和含量直接影响蛋白质的质量。

食物中必需氨基酸的模式越接近人体蛋白质的比例构成，这种食物蛋白质被机体利用的程度就越高，食物蛋白质的营养价值也相对越高，不仅可维持成年人的健康，也可促进儿童的生长发育。这种食物蛋白质即为优质蛋白。

目前公认的优质蛋白包括蛋、奶、肉、鱼等动物蛋白以及大豆蛋白。

健康
加油站

人体内的蛋白质分子分解成氨基酸后，大部分又会重新在体内合成蛋白质，只有一小部分分解为尿素和其他代谢产物排出体外。对于儿童、孕妇、初愈患者等人群来说，体内需要摄入更多的蛋白质来补给正在生长的新组织。当人体内缺乏蛋白质时，人体就会显示出各种症状，比如抵抗力下降、头晕眼花、水肿、肌肉松弛失去弹性、伤口不易愈合、骨质疏松、衰老加速、疲倦乏力、畏寒、头发干枯脱落、体重不足等。

（康军仁）

二、蛋类有哪些营养价值？蛋黄越黄营养越好吗

蛋类主要包括鸡蛋、鸭蛋、鹅蛋、鹌鹑蛋和鸽蛋等。蛋制品是以蛋类为原料加工制成的产品，如皮蛋、咸蛋、糟蛋、冰蛋、干全蛋粉、干蛋清粉及干蛋黄粉等。

听专家说

蛋类的宏量营养素含量稳定，微量营养素含量受品种、饲料、季节等多种因素的影响。蛋白质含量一般在10%以上。蛋清中较低，蛋黄中较高，加工成咸蛋或皮蛋后，蛋白质含量变化不大。蛋清中脂肪极少，98%的脂肪集中在蛋黄中，呈乳化状，分散成细小颗粒，易被消化吸收。蛋类的胆固醇含量较高，主要集中在蛋黄中。但适量摄入鸡蛋并不会明显影响血清胆固醇水平和心血管疾病的发病风险。蛋类含碳水化合物较少。蛋类的矿物质包括磷、钙、钾、钠、铁、镁、锌、硒等，主要存在于蛋黄内，蛋清中含量极低。蛋类的维生素含量较为丰富，主要集中在蛋黄中。蛋类的维生素含量受品种、季节和饲料的影响，以维生素A、维生素E、维生素B_2、维生素B_6和泛酸为主，也含有一定量的维生素D、维生素K等，维生素种类相对齐全，是小儿、老人、产妇，以及肝炎、结核病、贫血患者和手术后恢复期患者的良好补品。鸡蛋营养丰富，蛋黄是鸡蛋营养素种类和含量集中的部位，不能丢弃。鸡蛋可采用煮、炒、煎、蒸等方法烹饪。

从营养学角度讲，一般正常人每天吃1~2个鸡蛋就能满足营养需求。

健康 加油站

蛋壳的颜色从白色到棕色均有，由蛋壳中的原卟啉色素决定，与蛋的营养价值关系不大。蛋黄的颜色受禽类饲料成分的影响，如饲料中添加 β- 胡萝卜素可以提升蛋黄中的 β- 胡萝卜素水平，从而使蛋黄呈现黄色至橙色的鲜艳颜色。蛋黄的颜色与其含有的各种色素有关，其中一些色素如胡萝卜素等的确具有营养价值。不过，现有的技术手段很容易让蛋黄颜色加深，不仅不会增加营养，还会带来安全隐患。

（康军仁）

三、牛奶及奶制品为人体提供了哪些营养

牛奶及奶制品是营养素齐全、容易被消化吸收的一种优质食品，也是各年龄组健康人群及特殊人群（如婴幼儿、老年人、患者等）的理想食品。牛奶主要是由水、脂肪、蛋白质、乳糖、矿物质、维生素等组成的一种乳胶体，水分含量占86%~90%。人乳较牛乳蛋白质含量低，且酪蛋白比例低于牛乳，以乳清蛋白为主。

听专家说

乳制品包括巴氏杀菌乳、超高温灭菌乳、调制乳、发酵乳、炼乳等。

巴氏杀菌乳是指仅以生牛（羊）乳为原料，经巴氏杀菌等工序制得的液体产品。

超高温灭菌乳定义为以生牛（羊）乳为原料，添加或不添加复原乳，在连续流动的状态下，加热到至少 132℃并保持很短时间的灭菌，再经无菌灌装等工序制成的液体产品。

调制乳是指以不低于80%的生牛(羊)乳或复原乳为主要原料,添加其他原料或食品添加剂或营养强化剂,采用适当的杀菌或灭菌等工艺制成的液体产品。

发酵乳经乳酸菌发酵后,乳糖变为乳酸,蛋白质凝固,游离氨基酸和肽增加,脂肪不同程度水解,形成独特的风味,营养价值更高。发酵乳更容易被消化吸收,还可刺激胃酸分泌。发酵乳不仅保留了牛奶中的营养,而且比牛奶更容易被吸收,尤其对乳糖不耐受的人更适合。

炼乳是一种浓缩乳,经高温灭菌,维生素受到一定的破坏,因此常用维生素加以强化,按适当的比例稀释后,其营养价值基本与鲜乳相同。

健康加油站

发酵乳冷冻后,其中的蛋白质和其他营养成分会发生变性,遇热会发生沉淀,使营养遭受损失,因此发酵乳不宜冷冻。因此要喝冰的、冷藏的发酵乳。发酵乳是以牛奶为原料,经巴氏杀菌后再向牛奶中添加有益菌(发酵剂),经发酵后,再冷却灌装的一种牛奶制品。目前市面上发酵乳制品多以凝固型、搅拌型和添加各种果汁果酱等辅料的风味型为多。发酵乳不但保留了牛奶的所有优点,而且某些方面经加工过程后还扬长避短,成为更加适合人类的营养保健品。

(康军仁)

四、正常成年人有必要吃蛋白粉吗

蛋白质是生命的物质基础,人体内各种类型的蛋白质均发挥着重要的生理功能,其中,蛋白质是免疫的基础。蛋白质这么重要,那么,为了多补充蛋白质,可不可以直接补充蛋白粉呢？既简单又省事？答案是否定的。正常成年人没有必要吃蛋白粉。

听专家说

正常成年人应按照《中国居民膳食指南（2022）》的基本要求，合理膳食，均衡营养。

鱼、禽、蛋、瘦肉是平衡膳食的重要组成部分，首选鱼虾类，每周最好吃2次以上鱼；其次是禽类，其脂肪含量相对较低，且脂肪酸组成也优于畜类；畜肉类脂肪含量高，应选瘦肉，每人每周畜肉摄入不超过500克。少吃或不吃烟熏和腌制肉类的加工食品。

建议每天喝300毫升以上液态奶。乳糖不耐受的人可以选择舒化奶、酸奶或奶酪等发酵乳制品。

大豆及其制品含有较多的优质蛋白及植物化学物质，可多选用豆芽、豆浆、豆腐、豆腐干等。而豆豉、腐乳等发酵豆制品往往多盐，要适量食用。

对于一般人群而言，鸡蛋一天一个即可。

正常成年人没有必要吃蛋白粉。

出于健身或其他目的，拟摄入蛋白粉以增加蛋白质摄入的成年人，应在医生或营养师等专业人士的评估和指导下选择正规产品，酌情使用。

对于肝肾功能异常的成年人，尤其是合并肾脏疾病者，应慎用。

健康加油站

有的老人担心血脂高，不敢吃肉喝奶。但若蛋白质摄入不足，可能会导致肌肉减少、肌力衰退和活动能力下降等情况。牛奶及奶制品含有较多的钙和维生素B_2，最好每日饮用250~500毫升。乳糖不耐受的人可以选择舒化奶、酸奶或奶酪等发酵乳制品。

豆制品含有较多的优质蛋白及植物化学物质，在补充优质蛋白的同时不易引起高脂血症及冠心病等疾病，建议老年人可多选用豆腐、豆浆等不同形式的豆制品，既能保证蛋白质的摄入，又能获得大豆异黄酮等有益成分。

老年人要优先保障饮食，当因咀嚼吞咽功能减退、消化吸收能力减低或疾病等原因，整体基础饮食量或部分食物摄入量不满需求量的 80% 的时候，可根据具体情况在医生或营养师等专业人士的评估和指导下，使用肠内营养制剂或蛋白粉等。

（康军仁）

五、豆制品的营养成分

大豆有“植物肉”的美称，作为蛋白质含量高达 35% 的食物，大豆算得上是最佳的植物蛋白来源之一。我们说的豆制品，通常是指大豆制品，也包括其他豆类加工而成的制品。

听专家说

豆类作物按营养成分含量的不同分为大豆和杂豆（除大豆以外的其他豆类）两类。大豆包括黄豆、青豆和黑豆。大豆不仅蛋白质含量高，而且大豆中蛋白质的氨基酸模式较好，和动物蛋白很相似，有较高的营养价值，是唯一上榜的植物来源优质蛋白。杂豆类包括赤豆、芸豆、绿豆、蚕豆、豌豆等。与大豆相比，杂豆中碳水化合物含量较高（55%~65%），蛋白质含量低于大豆（10%~30%），脂肪含量低于 5%。杂豆的营养素含量与谷类更接近，不过蛋白质的氨基酸模式比谷类好，B 族维生素含量比谷类高，且富含钙、磷、铁、钾、镁等矿物质。

大豆，经过不同的工艺，被制作成了上百种风味的豆制品美食。如豆浆、豆腐、豆腐干、豆腐丝、豆腐脑、豆腐皮、香干等非发酵豆制品，以及口味较重的臭豆腐、腐乳、豆瓣酱、酱油等发酵豆制品。豆制品的营养成分是不同的。发酵豆制品是由大豆发酵制作而成的。发酵不仅可以使蛋白质部分降解，消化率提高；而且能产生游离氨基酸，增加豆制品的鲜美口味；还可以使豆制品中的维生素 B_2、维生素 B_6 及维生素 B_{12} 的含量提高，是素食人群补充维生素 B_{12} 的重要食物。同时经过发酵，大豆中的胃肠胀气因子（棉子糖、水苏糖）被微生物分解，因此食用发酵的豆制品不会引起胀气。

健康加油站

可以用豆浆代替牛奶吗

豆浆和牛奶是不同种类的食物，豆浆中的蛋白质和牛奶相当，易被消化吸收，饱和脂肪酸低于牛奶，不含胆固醇，且富含植物固醇，尤其适合老年人和心血管疾病患者饮用。但豆浆中钙含量远低于牛奶。所以，两者在营养上各有特点，最好两种搭配饮用。

（康军仁）

第五节 为什么提倡适量碳水化合物饮食

一、谷类的营养成分都包括什么

《中国居民膳食指南（2022）》明确指出，食物多样化，坚持以谷类为主，合理搭配，既能体现我国传统膳食结构的特点，又能满足平衡膳食模式的要求。谷类是膳食中的主食，含有丰富的碳水化合物，也是B族维生素、矿物质、蛋白质和膳食纤维的重要来源。

听专家说

谷类的营养成分

谷类包括大米、小麦、玉米、大麦、小米、高粱、燕麦、荞麦等。淀粉是谷类食物的主要成分，占40%~70%。谷类的蛋白质含量为8%~12%，因其摄入量较多，所以谷类蛋白质也是膳食蛋白质的重要来源。谷类的脂肪含量较少，约2%，其中玉米和小米的脂肪含量稍高，可达到4%左右，主要存在于糊粉层及谷胚中，大部分为不饱和脂肪酸，还有少量的磷脂成分。谷类所含维生素和矿物质的种类和数量因品种不同而有差异，谷类也是B族维生素，包括维生素 B_1、维生素 B_2 和烟酸的重要来源。

谷物种子脱去谷壳后，分为谷皮、糊粉层、胚乳和谷胚四个部分。各部分的营养成分不同，如谷皮主要含有膳食纤维、B族维生素、矿物质和植物化学物质等；糊粉层紧贴着谷皮，属于胚乳的外层，含有较多的蛋白质、脂肪、B族维生素及矿物质；胚乳是谷物的中心部分，主要成分是淀粉和少量的蛋白质；谷胚含有蛋白质、脂肪、多不饱和脂肪酸、维生素 E、B 族维生素和矿物质等。其他谷类如玉米、小米，含有类胡萝卜素。日常增加全谷物的摄入量，可以减少精细加工造成的营养素损失。

健康加油站

《中国居民膳食指南（2022）》建议每天摄入谷类食物 200~300 克，其中包括全谷物和杂豆类；谷物作为主食应占总能量的 50%~60%，全谷物及杂豆类可占主食的 1/4~1/2，一日三餐都要摄入充足的谷类食物，三餐中应至少有一餐摄入全谷物或杂豆。

（陈丽如）

二、高碳水化合物饮食的危害

已有相关研究证实碳水化合物提供的能量百分比与全因死亡率之间呈"U"形关联，当碳水化合物提供的能量百分比在 50%~55% 时，全因死亡率最低，而高碳水化合物摄入（>70%）和低碳水化合物摄入（<40%）都比中等摄入量具有更高的死亡风险，所以碳水化合物的摄入量并非越高或越低就越好。

听专家说

高碳水化合物饮食的危害

肥胖：碳水化合物是热量的主要来源，在不控制饮食的情况下，碳水化合物的摄入量与体重的增加呈正相关。碳水化合物过量摄入会导致能量积聚，进而引发肥胖问题。

血糖水平不稳定：当摄入高碳水化合物食物时，其中的碳水化合物会被分解为葡萄糖，进而进入血液循环，同时这一过程引起胰岛素的释放，以帮助葡萄糖进入细胞并供给能量。过多的碳水化合物摄入会导致血糖水平快速升高，使胰岛素分泌过多，随后血糖水平迅速下降，可能导致低血糖状况出现。这种血糖反应不稳定的情况容易引起饥饿感和能量波动。

心血管疾病的发生：长期高碳水化合物饮食会导致体重增加、血压升高和血脂异常等问题，这些都是心血管疾病的危险因素。高碳水化合物饮食中摄入过多的糖分会导致血液中甘油三酯水平升高，进而促使动脉壁的斑块形成，最终引起动脉硬化。

其他：葡萄糖的羧基与DNA、蛋白质的氨基经过一系列的反应生成糖基化终产物，加速皮肤的衰老，因此常吃高碳水化合物食物会促使皮肤弹性下降、颜色暗黄、长斑、易衰老。高碳水化合物饮食还会增加成年人痤疮的发生，因为长期过量进食碳水化合物，皮脂分泌增加，就会增加皮肤长痘的风险。过多摄入果糖会导致人体内源性尿酸升高，进而增加患痛风的风险。长期高游离糖摄入易诱发屈光性近视和轴性近视。

健康加油站

尽管高碳水化合物食物对身体有一系列负面影响，但并不意味着我们应该完全避免这类食物。碳水化合物是人体必需的营养素，能提供大脑和肌肉所需的能量。适当选择和控制碳水化合物的摄入量是关键，如全谷物类食物、豆类、坚果和蔬菜等。

（陈丽如）

三、低碳水化合物饮食健康吗

研究表明，碳水化合物的摄入量与全因死亡率之间可能呈“U”形关联，提示碳水化合物的摄入量并非越低越好，长期低碳水化合物饮食的安全性至今没有得到公认。

听专家说

低碳水化合物饮食是指限制摄入富含碳水化合物的食物和饮料，而用其他营养丰富的食物代替。当身体没有得到碳水化合物来燃烧供能时，就会动员脂肪作为主要能量来源。如今像低碳水化合物饮食、生酮饮食、间歇性禁食等时尚饮食已经成为普遍现象，但其有利于人的整体健康和长期发展这一观点往往令人怀疑。

低碳水化合物饮食带来的健康问题

减重方面：低碳水化合物减肥法的研究一般都是3~6个月的短期研究，而通常该方法受试者退出率较高。两三个月能够暂时忍受，但如果长期不吃淀粉类食物，人们会感到情绪低落。以肉为主食，虽然短期因为酮症而快速减重，但只要开始恢复淀粉类主食，体重马上就会反弹。

对肝肾功能的影响：在不吃碳水化合物后，相应的肉类摄入增加，由于机体无法消化过多的鱼肉类，实际摄入的能量大幅度减少。低碳水化合物饮食中主要能源从碳水化合物切换为蛋白质和脂肪，蛋白质代谢加强，产生的尿素增加，给肝脏和肾脏带来负担；脂肪不能彻底分解，而是产生酮酸，需要及时排出，也会增加肾脏的负担。

膳食纤维：提倡低碳水化合物饮食的人都会强调多吃蔬菜，但实际上如果没有谷类、豆类和薯类，仅靠蔬菜来供应多种膳食纤维，很难达到每日25~35克的推荐量。

其他：极低碳水化合物摄入或完全断掉碳水化合物摄入，会导致疲劳、头痛、嗜睡，同时食欲增加，更加渴望垃圾食品。这种限制性的饮食更容易导致营养不良。因为采纳不吃碳水化合物减肥法而发生月经不调、掉头发、皮肤松弛的女性屡见不鲜；不吃碳水化合物之后，因为低血糖和B族维生素不足而造成心情沮丧、脾气暴躁的减肥女性也相当多见。

健康 加油站

日常生活中，我们应摄入正常量的碳水化合物，可以更多地选择慢消化、高膳食纤维、低血糖指数的主食，比如燕麦、荞麦、黑米、红小豆、芸豆、干豌豆等各种杂粮，再配合大量的蔬菜和少量的鱼肉蛋奶。

（陈丽如）

第六节 脂肪的生理功能

一、脂肪是人体必需的吗

对于爱美的女性来说，脂肪就像一个可怕的“杀手”，每刻都在避免摄入。而追逐美食的朋友却过着“无脂不欢”的生活。那么脂肪到底是好是坏？它是人体必需的营养素吗？

听专家说

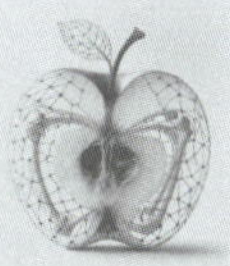

脂肪作为人体七大营养素里重要的宏量营养素之一，的确是身体必需的。它在人体中起着多种重要的作用。

1. 脂肪的作用

提供能量： 脂肪是高效的能量储存形式，每克脂肪提供约 9 千卡的能量。

运输维生素： 某些维生素（如维生素 A、维生素 D、维生素 E 和维生素 K）是脂溶性维生素，必须与脂肪一起才能被身体吸收和利用。

保护器官： 脂肪能够为身体器官提供缓冲和支撑，降低身体因受到外部冲击而遭受损伤的概率。

维持体温： 脂肪有助于保温，帮助身体维持正常的体温。

参与细胞结构构建： 脂肪是细胞膜的重要组成部分，有助于维持细胞的结构和功能。

激素合成： 脂肪在某些激素（如性激素和类固醇激素）的合成中起着重要的作用。

2. 脂肪的分类

不同类型的脂肪酸在人体中扮演不同的角色。

饱和脂肪酸： 主要来源于动物性食物和某些植物油，包括黄油、牛油、猪油、椰子油、棕榈油等。过量摄入可能增加心血管疾病的风险。

单不饱和脂肪酸：主要来源于橄榄油、茶油、坚果和鳄梨等食物。有助于降低总胆固醇和低密度脂蛋白胆固醇水平，有益于心血管健康。与饱和脂肪酸相比，单不饱和脂肪酸在高温下更稳定，不易被氧化。

多不饱和脂肪酸：ω-3 脂肪酸主要从鱼类、亚麻籽和某些坚果中获取，有助于降低心血管疾病风险、支持神经系统和减少炎症反应。ω-6 脂肪酸主要来自植物油，如玉米油、葵花子油和大豆油，也是细胞膜的重要组成成分。

反式脂肪酸：主要来源于部分氢化植物油，常见于加工食品和部分酥皮产品中。高摄入可能增加心血管疾病风险，应尽量避免摄入。

健康加油站

维持适当的脂肪酸平衡对于身体的健康至关重要。选择多种来源的健康脂肪，如坚果、种子、鱼类和植物油，并避免过量摄入不健康的脂肪酸类型，如薯片、饼干、蛋糕和快餐等来源的反式脂肪酸和过多的饱和脂肪酸，有助于维护心血管、神经系统及机体整体健康。

（蔡晶晶）

二、什么是反式脂肪酸？如何判断脂肪的好与坏

下面我们就来揭开反式脂肪酸的神秘面纱，并教大家如何辨别脂肪的好与坏。

听 专家说

在自然状态下，反式脂肪酸罕见，主要存在于一些反刍动物的体内，如牛和羊的脂肪中，全脂牛奶、奶酪和奶油等可能含有微量的天然反式脂肪酸。大部分反式脂肪酸是通过工业加工（部分氢化作用）产生的，用于增加食品稳定性和延长保质期。尽管存在天然来源的反式脂肪酸，但其数量和对健康潜在的不良影响与工业加工产生的反式脂肪酸相比要小很多。

反式脂肪酸会增加肥胖症、癌症、不孕症、糖尿病、心血管疾病、抑郁症等疾病的风险。青少年儿童的身体发育和智力成长也会受到反式脂肪酸的干扰。可见，反式脂肪酸是一个对身体有害的成分，属于坏脂肪。除了反式脂肪酸，摄入脂肪时还需要考虑以下几个因素。

饱和脂肪酸和不饱和脂肪酸的比例： 适量的不饱和脂肪酸（单不饱和脂肪酸和多不饱和脂肪酸）对健康有益，高饱和脂肪酸摄入与疾病风险增加有关。

来源和加工方法： 天然来源的脂肪（如坚果、鱼类、橄榄油等）通常比加工食品中的工业脂肪更有益于健康。

整体膳食模式： 需要考虑整体膳食模式，平衡膳食、地中海饮食等膳食模式中脂肪摄入的比例和来源对健康都是有益的。

健康加油站

如何避免反式脂肪酸的摄入

阅读食品标签： 查找包装食品上的营养成分标签，反式脂肪酸通常会在“脂肪”部分单独列出。如果标签上标明“反式脂肪酸 0 克”，则该食品可能不含反式脂肪酸或含量极低。或查看配料表里是否含有“部分氢化植物油”“氢化”“人造黄油”等字样，通常这些成分会含有反式脂肪酸。

减少加工食品的摄入：许多加工食品和快餐含有反式脂肪酸，减少这类食品的摄入有助于降低反式脂肪酸的摄入量。

选择健康的脂肪来源：优先选择全天然的食物，如橄榄油、坚果、鱼类和种子，这些食物含有健康的脂肪。

烹饪习惯：使用液态植物油（如橄榄油、菜籽油）代替固态脂肪（如黄油或人造黄油）进行烹饪。

（蔡晶晶）

三、人体每天对油脂类的需求量是多少

脂肪的食物来源以烹调用油为主，坚果、种子、肉类、蛋类、奶类食物也可提供一定量的脂肪。

听专家说

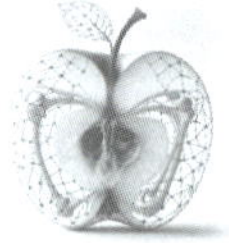

烹调用油提供了人体每日脂肪摄入量的一半，其余部分来自坚果、肉蛋奶类食物。我们先了解每日脂肪的摄入要求，从而了解油脂类食物的适宜摄入量。

1. 总脂肪

成年人每天的总脂肪摄入量应占总热量摄入的 20%~30%。例如，对于一个每天摄入 2 千卡的人来说，需要 44~67 克的脂肪，也就意味着烹调用油的摄入量为 22~34 克，所以我国一般居民膳食要求烹调用油控制在 25~30 克 / 天。

2. 烹调用油的选择

《中国居民膳食指南（2022）》要求应限制饱和脂肪酸的摄入量，不超

过总热量摄入的10%。对于2千卡的饮食，这大约是22克的饱和脂肪酸。烹调用油包括植物油和动物油，比如我们常用的花生油、大豆油、玉米油、菜籽油、芝麻油、橄榄油都属于植物油，而猪油、牛油、羊油、黄油属于动物油。通常植物油含有更加丰富的不饱和脂肪酸、维生素E和其他营养成分，动物油含有较高的饱和脂肪酸。因此尽量选择植物油烹饪食物，减少动物油的摄入。

3. 避免反式脂肪

应尽量减少反式脂肪的摄入，不超过2克/天，最好接近于0。

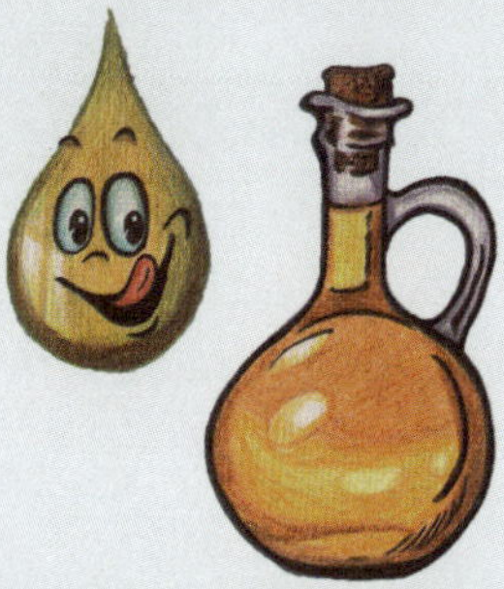

挑选安全的烹饪用油

健康 加油站

1. 如何挑选安全的烹饪用油

看透明度：优质植物油透明度高，水分和杂质少，无沉淀、无悬浮物。

看时间：尽量买生产日期近的植物油，放久了易产生酸败。

闻气味：无刺激性气味。

2. 如何健康食用油脂类食物

（1）利用不同烹调用油的特点烹饪美食。饱和程度高的食用油耐热性好，适合煎炸，可以打造酥脆口感，但要注意食用量和食用频次。大豆油、玉米油、葵花子油等不耐热，适合炖、煮、炒菜使用。橄榄油、亚麻籽油适合凉拌菜。

（2）少吃油炸食品。

（3）用油壶按周计算家庭用油量，减少人均油脂摄入。

（4）应减少加工食品的摄入，尤其是高油、高盐的酥脆的食品（如炸薯条、薯片）以及高糖、高脂的食品（如蛋糕、加工肉制品）。

（5）吃坚果时，按照数量倒出一次食用的坚果量，或者购买独立包装的小包装坚果，需避免坚果类食物摄入超标。同时尽量选择原味坚果，避免增加额外油、盐、糖的摄入。

（蔡晶晶）

四、怎样吃肉类更健康

说到肉类食物，大家肯定跃跃欲试，那怎么吃才能营养又健康呢？

听 专家说

肉类食物营养特点

分类	蛋白质含量	脂肪含量	其他营养素	突出表现
畜肉类	10%~20%	15%	维生素 A、B 族维生素	牛羊肉蛋白质含量高达20%，牛肉脂肪含量最低
禽类	16%~20%	9%~14%	维生素 A、B 族维生素	鸡肉蛋白质含量最高
水产品	15%~22%	1%~10%	维生素 A、维生素 D、维生素 E、维生素 B_1、维生素 B_2、烟酸、锌、硒、碘、钙、镁等	鱼类富含不饱和脂肪酸，贝类富含锌，河蚌、田螺富含铁

学会利用食物多样化来满足不同营养素的均衡摄入，同时还要注意以下几点。

1. 选择优质肉类

选择新鲜肉类：避免选择长期存放或反复冷冻的肉类。

选瘦肉: 选择鸡肉、鹅肉、里脊肉等肉类烹调，减少五花肉、肥牛、羊肉片等脂肪含量较高的肉类摄入。

去皮: 去除禽类皮肤，可以减少饱和脂肪酸的摄入。

限制加工肉类: 限制香肠、火腿、培根等加工肉类的摄入，这些通常含有较多的脂肪、盐分和防腐剂。

有机和无激素: 选择有机和无激素添加的肉类。

2. 选择健康的烹饪方式

选用蒸、煮、炖、汆、焖、水滑、熘、炒等烹调方式: 可以较好地保留肉类中的营养成分，包括蛋白质和维生素。

避免烧烤、油煎的烹调方式: 尤其是明火烧烤时，容易形成具有致癌性的多环芳烃和杂环胺等化合物，同时也会导致部分蛋白质的氨基酸被破坏，维生素被损耗。

适量使用调味料: 为了增色或口味，添加过多的糖或盐可能会增加额外的热量和钠的摄入。

3. 食物搭配时要注意肉类分量的控制

畜禽肉类: 每人每周畜肉摄入不宜超过 500 克，烟熏和腌制肉类应少吃或不吃，过多食用可增加肿瘤风险。

鱼类: 富含 ω-3 脂肪酸的鱼类，如三文鱼、鲭鱼、沙丁鱼和鳕鱼等，推荐每周吃鱼 2 次或 300-500 克。

健康 加油站

1. 选择不同的肉类食物满足多种营养需求。

2. 选择健康的烹调方式保留食物的营养，减少有害物质的产生。

3. 美味不可多得，注意适量食用的原则。

4. 将肉类作为均衡饮食的一部分，与蔬菜、全谷物和其他蛋白质来源搭配食用，才能发挥肉类食物最大的健康作用。

（蔡晶晶）

第七节 维生素缺乏会出现什么症状

一、怎样预防维生素缺乏

维生素是我们身体不可缺少的营养素，但多数维生素不能在体内合成，必须由食物供给。维生素的作用是调节代谢，虽然人体需要量很少，但一旦缺乏，将导致相应的维生素缺乏症状和疾病。

听专家说

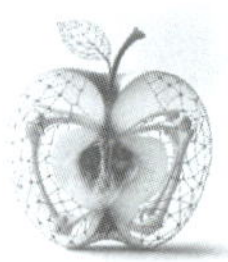

人体维生素缺乏是一个渐进过程，轻度缺乏时临床症状常不明显，但可降低抗氧化能力、免疫功能和对疾病的抵抗力，应提高警惕。维生素的作用、缺乏时的症状、食物来源见下表。

维生素功能说明一览表

名称	别称	功能与作用	缺乏症状与疾病	主要食物来源
维生素 A		维持正常视力；维护上皮组织细胞的健康；促进骨骼生长和发育；调节免疫功能；抗氧化作用；抑制肿瘤生长等	早期暗适应能力下降，进一步发展可出现夜盲症。眼干燥症，皮肤和黏膜干燥，毛囊角化过度，毛囊丘疹，儿童生长发育迟缓，免疫功能下降，易发生感染	鱼肝油、肝脏、鱼卵、奶油、全奶、禽蛋等；深绿色或红黄橙色的蔬果，如西蓝花、菠菜、空心菜、胡萝卜、辣椒、杧果、杏子、柿子等
维生素 B_1	硫胺素 抗神经炎素 抗脚气病因子	辅酶功能，主要参与体内物质和能量代谢；非辅酶功能，影响心脏功能、胃肠蠕动及消化液分泌，有促进食欲的作用	成年人脚气病，出现食欲不振，肢端麻木，肌肉酸痛，水肿，心悸，气短；脑型脚气病，出现神经错乱，记忆受损，共济失调，眼肌麻痹等	谷类、坚果、豆类、酵母、猪肉、肝脏等

续表

名称	别称	功能与作用	缺乏症状与疾病	主要食物来源
维生素 B_2	核黄素	参与体内生物氧化与能量代谢；参与烟酸和维生素 B_6 的代谢；参与药物代谢；保护皮肤和黏膜	眼-口-生殖器综合征，临床表现为眼、口腔、皮肤及会阴处的炎症反应，缺铁性贫血，胎儿骨骼畸形	动物的肝脏、肾脏、心脏及蛋奶，牛奶含量尤为丰富；绿色蔬菜、豆类含量较高
维生素 B_3	烟酸 维生素 PP 抗糙皮病因子	参与体内物质和能量代谢；与核酸合成有关；降低血胆固醇水平；是葡萄糖耐量因子的组成成分，维持胰岛素的正常功能	糙皮病，主要表现为皮炎、腹泻、痴呆，常与维生素 B_1 和维生素 B_2 缺乏同时存在	动物肝脏及肾脏、瘦禽肉、鱼、全谷及坚果类
维生素 B_5	泛酸	辅酶 A 的功能；参与机体代谢、能量转化；参与血红素的合成	通常与三大宏量营养素和其他维生素摄入不足伴随发生缺乏，临床表现为头痛、疲劳、恶心、呕吐、肌肉痉挛、低血糖等	肉类、豆类、全谷类、蛋奶。广泛存在于自然界中，一般不易缺乏
维生素 B_6		参与氨基酸、脂肪代谢；促进体内抗体合成和烟酸合成；促进维生素 B_{12}、铁和锌的吸收；参与造血；保护神经组织；参与同型半胱氨酸的代谢	口炎、唇干裂、舌炎、脂溢性皮炎，抑郁、神志错乱，免疫功能受损，出现高同型半胱氨酸血症。儿童出现烦躁、肌肉抽搐、癫痫样惊厥、恶心、腹痛等	鸡肉、鱼肉、肝脏、豆类、坚果、蛋黄等；香蕉、卷心菜、菠菜
维生素 B_7	生物素 维生素 H	在碳水化合物、脂类、蛋白质、核酸的代谢过程中发挥重要作用；参与胰淀粉酶和其他消化酶的合成；与食物消化过程密切相关。对头发、皮肤、指甲有保护作用	成年人一般不会缺乏。缺乏出现口腔周围炎，舌乳头萎缩，结膜炎，脱毛，皮肤干燥，麻木，肌肉痛等	动物肝脏及肾脏、蛋黄、酵母、花椰菜、坚果、豆荚等。生吃鸡蛋或开水冲鸡蛋，长期服用抗生素，长期服用苯妥英、苯巴比妥等抗惊厥药会引起维生素 B_7 缺乏
维生素 B_9	叶酸	参与 DNA、RNA、红细胞、肾上腺素、胆碱、肌酸的合成；参与氨基酸代谢	巨幼细胞性贫血；胎儿神经管畸形；缺乏可患结肠癌、前列腺癌、宫颈癌	动物肝脏及肾脏、蛋、梨、蚕豆、芹菜、花椰菜、莴苣、柑橘、香蕉、坚果
维生素 B_{12}	钴胺素	影响红细胞生成和脂肪酸的合成	巨幼红细胞贫血；抑郁、记忆力下降、四肢震颤等神经精神症状	牛肉、猪肉、鱼、家禽、动物内脏、蛋类

续表

名称	别称	功能与作用	缺乏症状与疾病	主要食物来源
维生素C	抗坏血酸	具有抗氧化作用；维护血管壁的正常通透性；维持骨骼和牙齿的正常发育；促进铁吸收；参与神经递质合成等	坏血病，临床表现为皮肤出血点、皮肤瘀斑，肌肉、关节血肿，牙龈炎，骨质疏松及神经系统症状等	辣椒、番茄、油菜、卷心菜、菜花、荠菜、苋菜；樱桃、石榴、柑橘、柚子、草莓、刺梨、沙棘、猕猴桃、酸枣等
维生素D	阳光维生素	维生素D与甲状旁腺激素共同维持血钙水平；调节钙磷代谢，促进小肠对钙的吸收；维持血钙浓度	佝偻病，出现"X"或"O"形腿、"鸡胸"等。骨软化症，出现骨质软化、变形。骨质疏松症，手足痉挛，小腿抽筋等	主要存在于海水鱼（如沙丁鱼）、肝脏、蛋黄等动物性食品及鱼肝油制剂中
维生素E	生育酚	抗氧化作用；预防衰老；与生殖功能和精子生成有关等	维生素E缺乏在人类中较为少见，缺乏则出现视网膜退行性病变、溶血性贫血、肌无力、神经退行性病变、共济失调	植物油、麦胚、坚果、种子类、豆类及其他谷类胚芽
维生素K	凝血维生素	在血液凝固中起重要作用，防止出血和形成血栓；调节骨组织钙化和形成；影响心血管钙化过程；减少冠心病的发生	新生儿是维生素K缺乏的敏感人群，缺乏导致凝血缺陷和出血。临床维生素K缺乏会导致继发性出血，如伤口出血、大片皮下出血和脑出血	豆类、麦麸、甘蓝、菠菜、花椰菜、莴苣；动物肝脏、鱼、蛋黄

1. 维生素的分类

脂溶性维生素：包括维生素A、维生素D、维生素E、维生素K，它们随食物中的脂类进入人体，需要与肠道脂类结合才能被吸收，体内易储存，不易排出体外，缺少后缓慢出现缺乏症状。

水溶性维生素：包括维生素C和B族维生素（维生素B_1、维生素B_2、烟酸、泛酸、维生素B_6、生物素、叶酸、维生素B_{12}），随食物中的水分进入人体，满足人体需要后，多余的易从尿中排出，缺少后较快出现缺乏症状。

2. 维生素缺乏的原因

（1）摄入不足，如偏食。

（2）吸收利用降低，如老年人胃

肠功能减退，肝、胆疾病患者胆汁分泌减少会影响脂溶性维生素的吸收，药物的影响。

（3）生理需要量增加，如妊娠和哺乳、疾病恢复期等。

（4）排出过多，如呕吐、腹泻等。

3. 怎样预防维生素缺乏

均衡饮食：确保饮食中含有足够的维生素，包括全谷物、肉类、乳制品、蔬菜、新鲜水果等。

适量阳光照射：利用紫外线和皮肤中的胆固醇合成维生素 D。

补充剂：对于婴幼儿、孕妇、老年人、素食者及胃大部切除患者等，需要在医生指导下使用维生素补充剂，如维生素 D_2、维生素 D_3、维生素 B_{12}。

避免不良生活习惯：如吸烟、酗酒等会增加维生素 C 和 B 族维生素等的消耗，从而增加维生素缺乏的风险。

注意药物的影响：某些药物会影响维生素的吸收与代谢，如抗惊厥药、抗生素等。长期服用这些药物，应在医生指导下进行维生素的补充。

注意食物的运输、加工、烹调、储存方式：如维生素 C 在加工和储存过程中容易损失，应尽量食用新鲜食物，并注意采用正确的储存方法。

温馨提示

如果你怀疑自己缺乏某种维生素，应咨询医生进行相关检查和治疗。

（王　超）

二、微量元素缺乏会出现什么症状

微量元素在人体内的含量不足体重的万分之一。尽管含量很低，但对人体的健康起着至关重要的作用。

听 专家说

世界卫生组织公布铁、锌、铜、碘、硒、铬、钴、钼为人体必需的微量元素，这些元素缺乏，会导致缺乏症状和疾病。微量元素的作用及食物来源见下表。

微量元素的功能与作用及主要食物来源一览表

微量元素	功能与作用	主要食物来源
铁	酶的组成成分，氧的运送与储存，造血功能，免疫功能	黑木耳、紫菜（干）、蘑菇（干）、猪肝、鸭肝、蛏子含量较丰富
锌	金属酶的组成成分或酶的激活剂，促进生长发育，增强机体免疫功能，维持细胞膜结构，对皮肤和视力有保护作用	小麦胚粉、山核桃、松子、口蘑、生蚝、鲜扇贝、海蛎、鱿鱼、墨鱼（干）、山羊肉（冻）、蕨菜
碘	调节能量转化，促进蛋白质合成和神经系统发育，促进糖和脂肪代谢，激活体内许多重要的酶，调节水盐代谢，促进维生素的吸收和利用	海带、海藻、鱼、虾、贝类食品
硒	抗氧化作用，保护心血管和心肌的健康，增强免疫功能，有重金属的解毒作用，促进生长，抗肿瘤作用	魔芋精粉、小麦胚粉、牡蛎、小黄花鱼、带鱼、鲜赤贝、普中红蘑、珍珠白蘑（干）、干蘑菇、鸭肝、猪肾、猪肉、羊肉、瘦牛肉、鸡蛋、腰果、西瓜子、扁豆
铜	维持正常造血功能，维护中枢神经系统的完整性，促进骨、皮肤和血管的健康，抗氧化作用。与胆固醇代谢、心脏功能、免疫功能及内分泌功能有关	广泛存在于各种食物中，含量较高的食物：海蛎、生蚝、动物肝脏及肾脏、坚果类、谷类胚芽、豆类
铬	增强胰岛素作用，参与脂质代谢，参与核酸代谢，促进脂肪和蛋白质合成，从而促进生长发育	广泛存在于食物中，以肉类、牡蛎、海参、鱿鱼、鳗鱼、谷类、豆类、坚果类、黑木耳、紫菜含量较丰富
钴	作为维生素 B_{12} 的组成成分，促进红细胞成熟，拮抗碘缺乏，产生类似甲状腺的功能作用	含量较丰富的食物：蟹肉、沙丁鱼、海带、紫菜、鱿鱼、动物肝脏及肾脏
钼	作为酶的辅助因子发挥作用，促进尿酸形成	含量较丰富的食物：动物肝脏及肾脏、奶及奶制品、干豆、谷类

1. 人体微量元素缺乏的原因

地理环境因素：人群赖以生存的地理环境中的水源、土壤中微量元素含量过低，可导致该地区人群的微量元素摄入量不足，如缺硒地区导致克山病。

食物成分及加工因素：食物含有天然的矿物质拮抗物，如谷类中的植酸降低铁、锌的吸收和利用率。菠菜焯水后可丢失铁、钙等。

人体自身因素：如偏食、盲目减

肥，妊娠和哺乳期生理需要量增加，以及疾病状态，均可导致微量元素摄入不足和消耗增加。

2. 不同微量元素缺乏时的症状

铁缺乏：出现贫血，皮肤、唇、甲床苍白，心悸，食欲减退，头发枯黄，注意力、记忆力、体力、耐力下降，口炎、舌炎，心脏扩大、心力衰竭等。

锌缺乏：出现味觉减退，生长缓慢，皮肤粗糙、伤口愈合不良，胃肠病发病率增加，免疫功能减退等。

碘缺乏：出现甲状腺肿，俗称“大脖子病”；婴幼儿生长发育迟缓、智力低下，出现呆小病。

硒缺乏：引起克山病，出现心脏扩大、心律失常、心功能不全；引起大骨节病；免疫功能下降。

铜缺乏：多见于早产儿、长期腹泻、长期肠外营养、铜代谢障碍的患者，可引起贫血、心律不齐、骨质疏松、厌食、肝脾肿大等。

铬缺乏：多见于老年人、糖尿病患者、营养不良的婴儿和完全肠外营养的患者。长期铬摄入不足，出现生长停滞、血脂增高、葡萄糖耐量异常、高血糖及尿糖等。

钴缺乏：出现巨幼红细胞贫血。

钼缺乏：长期肠外营养的患者可发生钼缺乏，出现心动过速，呼吸急促，甚至昏迷等。

温馨提示

1. 补充微量元素要谨慎，不应仅凭症状自行判断，应咨询医生进行相关检查。

2. 通过均衡饮食和必要时补充，可有效预防微量元素的缺乏。

（王　超）

三、如何吃蔬菜才能更好地提供营养

蔬菜是人体获取营养素的重要来源之一。掌握适宜的蔬菜烹饪方法、保证每日摄入足够的多种多样的新鲜蔬菜、最大程度获得蔬菜中的营养，可以维护机体健康，改善肥胖，降低慢性疾病的发病风险。

听 专家说

蔬菜按食用的部位分为叶菜类、根茎类、瓜茄类、鲜豆类、花芽类、菌藻类。不同种类的蔬菜其营养素含量差异较大。深色蔬菜中维生素的含量高于浅色蔬菜，常见的深色蔬菜见下表。

常见的深色蔬菜

深绿色蔬菜	菠菜、油菜、芹菜叶、空心菜、莴笋叶、韭菜、西蓝花、茼蒿、萝卜缨、荠菜、西洋菜等
橙黄色蔬菜	番茄、胡萝卜、南瓜、彩椒、红辣椒等
红紫黑色蔬菜	红或紫苋菜、紫甘蓝、紫菜薹、紫茄子等

1. 蔬菜中的主要营养素

维生素：维生素 A、维生素 C、维生素 K、叶酸等。

矿物质：钙、磷、铁、钾、钠、镁、铜、锰等。

膳食纤维：纤维素、半纤维素、果胶等。

植物化学物质：胡萝卜素、植物固醇、多酚、单萜类、芥子油苷、有机硫化物、植酸等。

2. 如何吃蔬菜才能更好地提供营养

保证每日足够的蔬菜摄入量：根据《中国居民膳食指南（2022）》推荐，每天至少摄入 300 克新鲜蔬菜，其中深色蔬菜应该占一半以上。

多样化搭配：选择种类多样的蔬菜配餐，如叶菜类、根茎类、鲜豆类等；还要注意选择不同颜色的蔬菜进行搭配，如深绿色、紫色、红色等，从中可以获取不同的营养素，以保证营养均衡，不仅吃出美味，更要吃出营养。

注意新鲜度：新鲜的应季蔬菜营养价值更高，购买新鲜蔬菜，并尽快食用，以保持其新鲜度和营养。

适宜的烹饪方法：蔬菜应先洗后切，急火快炒，开汤下菜，焯水凉拌，现吃现做。在烹调中注意减少水溶性维生素及矿物质的损失和破坏，特别是维生素 C。

生吃与熟食结合：生吃蔬菜能最大限度地保留维生素、微量元素，如青萝卜、黄瓜、生菜等适合生吃。但熟食蔬菜有利于某些营养素的吸收，如胡萝卜素在熟食中吸收率更高。

避免长时间储存：冰箱内保存蔬菜以不受冻为原则，存放的时间越短越好。

注意蔬菜的安全性：如果担心蔬菜表面可能存在农药残留，可以通过彻底清洗和削皮去除。

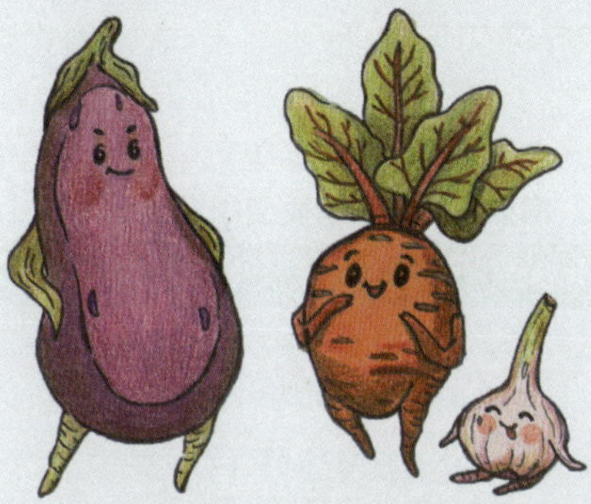

蔬菜提供丰富的营养

温馨提示

均衡饮食是获取营养的关键，蔬菜只是其中的一部分。同时，保持适量的运动和健康的生活方式也是非常重要的。

（王　超）

四、植物化学物质对健康有哪些益处

植物化学物质（phytochemicals）是植物性食物中的生物活性成分，不仅为食物带来不同的风味和漂亮的颜色，更重要的是在维护人体健康、调节生理功能和预防慢性疾病等方面发挥积极的作用。

听专家说

植物性食物都含有植物化学物质，种类繁多，目前已知的摄入量较高且功能比较明确的植物化学物质包括：多酚、类胡萝卜素、萜类化合物、有机硫化物、皂类、植酸、植物固醇等。

常见植物化学物质的种类、食物来源及生物活性见下表。

常见植物化学物质使用说明一览表

名称	代表化合物	食物来源	生物活性
多酚	原儿茶酸、绿原酸、白藜芦醇、黄酮类	各类植物性食物，尤其是深色水果、蔬菜和谷物	抗氧化、抗炎、抑制肿瘤、调节毛细血管功能
类胡萝卜素	胡萝卜素、番茄红素、玉米黄素	玉米、绿叶菜、黄色蔬菜及水果	抗氧化、增强免疫功能、预防眼病
萜类化合物	单萜、倍半萜、二萜、三萜、四萜	柑橘类水果	杀菌、防腐、镇静、抑制肿瘤作用
有机硫化物	异硫氰酸盐、烯丙基硫化合物	十字花科和葱蒜类蔬菜	杀菌、抗炎、抑制肿瘤细胞生长
皂苷	甾体皂苷、三萜皂苷	酸枣、枇杷、豆类	抗菌及抗病毒作用、增强免疫功能
植物雌激素	异黄酮、木酚素	大豆、葛根、亚麻籽	雌激素样作用
植酸	肌醇六磷酸	各种可食植物种子	抗氧化作用、抑制淀粉及脂肪的消化吸收
植物固醇	β-谷固醇、豆固醇	豆类、坚果、植物油	抗炎和退热作用、抑制胆固醇吸收

植物化学物质对健康有哪些益处

抑制肿瘤：蔬菜和水果中富含的植物化学物质具有预防人类癌症发生的潜在作用。如十字花科蔬菜中的有机硫化物、柑橘类水果中的单萜类、番茄中的番茄红素、β-胡萝卜素等均对肿瘤有预防和抑制作用。

抗氧化：癌症和心血管疾病的发病机制与体内氧化－抗氧化失衡、自由基产生过多有关。如类胡萝卜素、多酚、黄酮类、植物雌激素、蛋白酶抑制剂、有机硫化物等具有明显的抗氧化作用，可以清除过多的自由基，有益于人体氧化－抗氧化平衡。

免疫调节： 免疫系统具有抵御病原体（细菌、支原体、病毒等）的功能，同时在预防癌症及心血管疾病方面起着重要作用。如类胡萝卜素、部分黄酮类化合物、皂苷、有机硫化物和植酸均有免疫调节作用。

抑制微生物： 有机硫化物具有抗微生物作用，如大蒜素能够抑制和杀灭细菌和真菌；黄酮类化合物是许多中药用来抗病毒的有效成分，可抑制病毒复制。

降低胆固醇： 多酚、皂苷、植物固醇均具有降低血胆固醇的作用。

其他作用： 植物化学物质还具有调节血压、血糖、血小板和凝血以及抑制炎症等作用。此外，部分植物化学物质还有一些特殊作用，如类胡萝卜素可避免紫外线对眼睛的伤害，叶黄素有保护视网膜黄斑的重要功能。

温馨提示

植物化学物质在人体内代谢存在明显的个体差异。均衡饮食，才能摄入多样化的植物化学物质以促进健康。

（王　超）

第八节 什么是膳食纤维

一、膳食纤维对健康有哪些益处

提到膳食纤维，大家首先会想到膳食纤维对通便有好处，但它对人体的益处不只是体现在帮助通便这一个方面，现代研究证实膳食纤维还可以帮助人体调节血糖、血脂的代谢，维持肠道菌群稳定、减少结肠癌的发生等。

听 专家说

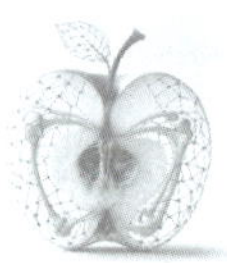

1. 什么是膳食纤维

中国营养学会 2021 年发布了膳食纤维定义必须满足 3 个条件：①含有至少 3 个或更多单体碳水化合物（聚合度≥3）；②不能被人体小肠消化吸收；③对人体有健康意义。膳食纤维的化学本质是“碳水化合物聚合物”，尽管基础化学结构也是“碳水”，但“聚合”起来后和可吸收的碳水化合物就不同了。

2. 膳食纤维的分类

膳食纤维通常分为可溶性膳食纤维和不溶性膳食纤维。可溶性膳食纤维主要有：果胶、树胶、藻胶、豆胶、琼脂、部分低聚糖及少数半纤维素等。可溶性膳食纤维可以吸收肠道中的水分，形成凝胶状物质，从而让大便体积增加，更容易成形。

不溶性膳食纤维主要有：纤维素、部分半纤维素、木质素等。不溶性膳食纤维容易机械性地刺激肠壁，使得肠道蠕动加快。但在腹泻的时候要限制摄入。

3. 膳食纤维对健康的益处

膳食纤维虽不能在小肠中被吸收，也几乎不直接供能或参与体内生理活动，但它却对身体健康十分重要。足够的膳食纤维摄入能够增加饱腹感，其摄入水平与BMI、体脂率和体重呈负相关。膳食纤维还可以增加粪便体积，促进排便，预防便秘；有助于正向调节空腹和/或餐后血糖，提高胰岛素敏感性，降低2型糖尿病发生风险；有助于降低血液总胆固醇或低密度脂蛋白胆固醇水平；有助于降低结肠癌发生风险等。需要注意的是摄入过量可能会引起胃肠道不适，影响矿物质及其他营养素的吸收利用。

4. 每天摄入多少膳食纤维合适

膳食纤维对人体的有益作用主要与膳食结构及摄入食物总热量相关，《中国居民膳食指南（2022）》建议每摄入1 000千卡的能量适宜配合8~12克的膳食纤维摄入，并且主要从天然食物中获取。不同年龄段人群每日膳食纤维适宜摄入量可参考《中国居民膳食营养素参考摄入量（2023版）》中的建议。

（陈丽如）

二、多吃粗粮杂豆更健康吗

多吃粗粮杂豆类是日常饮食中增加膳食纤维非常重要的方式之一，可以丰富我们的膳食内容。已有研究证实这类食材具有控制血糖、血压及调节血脂、降低死亡风险、预防肥胖等作用，是健康饮食中不可缺少的成分。

听 专家说

1. 粗粮、杂豆有哪些

粗粮这个概念是相对于细粮来说的，进行了精细加工的精米白面就是细粮，而加工过程较为简单、保留了更多成分的则属于粗粮。粗粮不局限于谷物，也包括薯类、杂豆类，基本上把《中国居民膳食指南（2022）》中特意提出来的全谷物、杂豆、薯类都包括在内。全谷物强调的是保留谷物的所有部分，主要由糊粉层、胚乳、胚芽与麸皮组成，常见的有小米、玉米、高粱、燕麦、大麦、黑麦、黑米、糙米、荞麦、青稞果仁、粟米、薏米等。

杂豆，所谓的“杂”是相较于“正宗”大豆而言的。大豆包括黄大豆、黑大豆等，淀粉含量低，含油脂，蛋白质含量高。而杂豆不含油脂，淀粉含量达到 60% 左右，包括芸豆、红小豆、绿豆、小扁豆、鹰嘴豆等。

2. 吃粗粮杂豆有哪些作用

粗粮杂豆类含有很多天然的营养成分，如膳食纤维、B 族维生素、矿物质、不饱和脂肪酸以及植物化学物质等，对人体都非常有好处。既往已有多项研究证实粗粮可降低心血管疾病的发生和死亡风险；粗粮中的膳食纤维及植物化学物质可提高胰岛素敏感性和改善葡萄糖代谢，从而降低患 2 型糖尿病的风险；膳食纤维及植物化学物质还有助于预防便秘。

3. 常见吃粗粮的误区

全部改吃粗粮：粗粮营养虽好，但突然增加大量的膳食纤维、抗性淀粉等会造成胃肠道压力，出现消化不良、腹胀等问题，应从粗细搭配开始，逐步增加粗粮的比例。

粗粮可以控制血糖，随便吃：比如糙米饭仍属于高血糖指数（GI）食物，要控制血糖的人群仍需要注意；同时打成粉、磨成糊的粗粮提升了消化的速度，也会容易导致餐后血糖的异常。

只注重粗粮，忽略其他营养搭配：经常有很多老年朋友习惯主食以玉米或红薯为主，忽略了肉蛋奶等其他食物的搭配，容易出现优质蛋白及微量营养素的缺乏，饮食多样化才是正确的饮食方式。

（陈丽如）

三、水果和水果干有什么区别

对比新鲜的水果，水果干在制作加工过程中可以保存大部分的膳食纤维和矿物质，抗氧化成分会有一部分流失，维生素的流失相对多一些。水果干在制备的过程中水分流失了，水果中的糖分却留下来了，因此糖含量就会因浓缩而大幅度上升。不同水果干的制备加工方式不同，在营养方面差异还是很大的。

听专家说

蔬菜和水果是维生素、矿物质、膳食纤维和植物化学物质的重要来源，每日丰富的蔬菜水果摄入具有维持机体健康、改善肥胖、减少心血管疾病的发生、预防肿瘤等作用。《中国居民膳食指南（2022）》推荐每天吃200~350克新鲜水果，而我国居民新鲜水果摄入量与推荐量的差距较大。实际上，一天吃一个苹果（200克左右），或者早餐吃150克橙子，晚餐吃一根香蕉（100~150克）就能达标。水果干酸甜可口，比新鲜水果更方便携带及食用，是很多人常备的零食。

1. 水果和水果干的区别

新鲜水果制成了水果干，膳食纤维和矿物质在干燥过程中一般不会被破坏或流失，反而因为水分的大幅度减少而得到浓缩。水果里的花青素、番茄红素、白藜芦醇、黄酮类、酚类物质等抗氧化成分在制备水果干的过程中也并不会完全丧失。维生素类的流失程度受制备方法的影响，相对于其他营养素，维生素类的损失是较多的。水果干制备过程主要是为了脱水，水果中的水分流失了，而糖分却留下来了，因此糖含量就会因浓缩而大幅度上升，对于血糖的控制和管理是不利的。

2. 不同水果干的营养区别

对比采用传统的晾晒方式制作的水果干，采用时下比较流行的低温冷冻干燥技术制备的冻干水果能更接近原始水果形态，营养素保留率也更高一些，而采用热风或微波加热等方式烘干制备的水果干对食材的营养素破坏较大。另外，为了得到酥脆的口感，部分水果干是应用低温油炸技术制备而成的美味脆皮，但这种工艺在脱水的过程中会保留大量的脂肪。还有利用高糖或糖盐混合渗透脱水的方式制备的水果干，这类水果干糖盐含量都很高，虽然滋味十足，但并不健康。

（陈丽如）

第二章

婴幼儿营养篇

第一节 婴幼儿营养

一、母乳喂养有哪些好处

母乳是婴儿最好的食物，也是连接母婴情感的纽带。母乳喂养使母亲获得健康和自信，婴儿获得营养和安全感，利于母婴心理健康发展，对母婴及家庭都有诸多好处，应大力推广和支持。

听专家说

母乳是婴儿成长最安全的天然食物，对婴儿的健康成长至关重要，并且有利于母亲的产后恢复。世界卫生组织（WHO）推荐，婴儿在出生后前6个月内应接受纯母乳喂养，之后可逐渐引入固体食物，同时继续母乳喂养至两岁或更长时间，以获得最佳的营养和健康效益。

1. 母乳喂养对婴儿的好处

母乳包含婴儿成长所需的全部营养素，且比例均衡，适合新生儿、婴儿胃肠道的消化吸收功能。母乳中的多种免疫成分，如抗体、免疫细胞、免疫球蛋白等，可增强婴儿的免疫力，减少感染、过敏和腹泻等疾病的发生。母乳中丰富的益生菌和益生元（乳糖、母乳低聚糖等），可以帮助婴儿建立健康的肠道菌群，促进食物的消化吸收；巩固肠道黏膜的屏障功能，减少变应原通过肠道进入血液，进而降低过敏风险；还能够刺激和训练婴儿的免疫细胞，有助于婴儿免疫系统的成熟与发展。

2. 母乳喂养对母亲的好处

母乳喂养经济、便捷、环保，还可促进母婴感情的建立。哺乳时所释放的催产素有利于子宫收缩，减少产后出血，促进子宫恢复；有利于消耗母亲体内多余的能量，利于产后体重下降。

母乳喂养还可以降低母亲患乳腺癌、卵巢癌等妇科肿瘤的风险等。

健康加油站

母乳的成分是什么

水分：约占 87%，满足婴儿每日所需的水分。

碳水化合物：含有丰富的乳糖、葡萄糖、低聚糖和葡萄糖胺聚糖，为婴儿提供主要的能量。

蛋白质：约占 9%，主要由乳清蛋白和酪蛋白组成，还有乳铁蛋白、血清白蛋白、糖蛋白、黏蛋白等。乳清蛋白易消化，乳铁蛋白则有预防贫血和调控免疫力的作用。

脂肪：约占 5%，包含胆固醇、磷脂以及单不饱和脂肪酸、多不饱和脂肪酸、游离脂肪酸等，是主要的能源物质。

微量元素和免疫因子：含有丰富的维生素和矿物质，以及多种免疫因子，可增强婴儿的免疫力，预防感染。

（王 方　李正红）

二、是母乳好还是配方奶粉好

总体来讲，母乳是婴儿的最佳食物，但如果母乳不足或存在一些不能母乳喂养的情况，则需要选择合适的配方奶粉喂养。当家长对母乳喂养或配方奶喂养有疑问或担忧时，应及时咨询儿科医生或营养专业人员，根据婴儿的生长发育、健康状况和家庭情况来制订个性化的喂养方案。

听专家说

尽管母乳喂养是最佳选择，但部分母亲可能有母乳量不足或婴儿拒绝母乳等情况，导致无法满足婴儿能量和营养需求，出现婴儿体重增加不良，此时可考虑添加配方奶作为补充。如果母婴双方健康状况出现异常，例如母亲患有影响母乳喂养的疾病或服用某些通过乳汁排泄或影响母乳质量的药物时，需要在医护人员的指导下选择配方奶喂养。婴儿的某些特殊疾病，如苯丙酮尿症、半乳糖血症等代谢性疾病，需要选用特殊的治疗配方奶。

配方奶的种类

配方奶的种类繁多，可根据以下标准分类。

根据成分：有以牛乳为基础的配方奶和以大豆为基础的配方奶；有不含乳糖、部分水解、完全水解的配方奶等，适用于特殊健康状况的婴儿，如乳糖不耐受、蛋白质过敏或蛋白质消化不良、腹泻等。

根据额外添加的营养素：分为高钙型、高铁型、高能量型配方奶。

根据形态：可分为液体奶、浓缩配方奶、奶粉型，以满足不同婴儿、不同喂养条件和家庭的需求。

健康加油站

什么是混合喂养

混合喂养是指同时使用母乳和配方奶的一种喂养方式，适合母乳量不足或母亲需要更灵活的时间安排时使用。混合喂养也需要精细管理，确保满足婴儿的营养需求。当母乳量不足时，配方奶可提供额外的营养，确保婴儿的健康成长，并且这一模式允许其他家庭成员参与喂养过程，让母亲有更多休息时间或返回工作岗位。混合喂养主要包括两种方法，即“补授法”和“代授法”。前者为在每次哺乳时先喂母乳，然后根据需求补充配方奶，这种方法有助于保持泌乳量并使婴儿优先接受母乳；后者是在某些时间段完全使用配方奶，而其他时间段完全使用母乳，适用于母亲不在婴儿身边时或稍大一些的婴儿。

（王 方　李正红）

三、什么是按需喂养

“按需喂养”是一种喂养策略，由于婴儿有各自的特点，应避免一味根据固定时间和量来喂养，可遵循按需喂养的原则，即根据其生长发育情况和健康状况来调整喂奶量和频率，以确保婴儿获得充足的营养和能量。

听专家说

按需喂养的核心理念是基于婴儿的需求而非固定时间来喂养，需要家长细心观察和准确判断婴儿的饥饿信号，如哭闹、舔手指、吮吸、扭动头部或身体、发出哼哼声或哭泣等，应及时响应，给予喂养；如喂养后出现满足的表情、身体姿态放松、吮吸动作减少，则提示已吃饱；如果在喂养过程中婴儿出现疲倦、不愿继续吮吸或吐出乳头的情况，家长也应停止喂养，避免强迫进食。婴儿有不同的胃肠道容量和接受度，生长发育的曲线也有所不同，家长应尊重婴儿的个体差异，根据其实际需求，灵活调整喂奶的频率和量。

1. 什么情况下更适合按需喂养

虽然按需喂养强调根据婴儿的实际需求来安排喂养，但并不是随意喂养。按需喂养通常推荐给新生儿和较小的婴儿，因为其饥饿模式并不稳定、胃容量小，需要频繁哺乳。随着婴儿长大，会发展出较为规律的喂养模式，家长也需要在此过程中逐步培养婴儿的规律喂养习惯，引入更为定时定量的喂养计划，有助于其建立生物节律和饮食习惯，为未来的健康打下基础。

2. 按需喂养并非“按哭喂养”

哭泣可能是婴儿多种需求的表现，如身体不适、更换尿布、情感需求等。有些家长在婴儿哭闹时会立即喂养以安抚婴儿情绪，这可能会导致过度喂养，并影响婴儿对饥饿－喂养的正常反馈。

健康加油站

如何判断婴儿的喂养需要

对于健康婴儿来讲，可通过观察其在哺乳后的满足感、尿量、排便和体重增加情况等来判断喂养是否满足婴儿的需求。一般来说，婴儿每天应排尿 6~8 次，尿液颜色应为清亮淡黄色，排便保持一定的规律性和正常性状，而生长发育情况可参考中华人民共和国卫生行业标准 WS/T 423—2022《7 岁以下儿童生长标准》或 WHO 的生长曲线中的各项体格生长指标。

（王 方 李正红）

第二节 早产儿营养

一、早产儿喂养需要注意什么

母乳喂养是早产儿的喂养首选。如果母乳量不够或有母乳喂养的禁忌证，则应喂养经巴氏消毒的捐赠母乳。早产儿需要更多的蛋白质、能量、矿物质和微量营养素，因此，需要为早产儿提供强化的母乳喂养。在母乳或捐赠母乳均不可获得时，可应用早产儿配方奶粉喂养。

听专家说

母乳喂养对于早产儿而言尤为重要，作用堪比药物，可以预防早产儿发生坏死性小肠结肠炎、新生儿败血症、慢性肺疾病，并改善神经发育预后。因此母乳喂养是早产儿的首选喂养方式。

在母亲因疾病或服用药物不能提供母乳时，早产儿可以次选人乳库提供的捐赠母乳。早产儿特别是极低出生体重儿（出生体重小于 1 500 克）更应该首选母乳或捐赠母乳喂养。

1. 什么是强化母乳喂养

早产儿在从宫内过渡到宫外重症监护环境中时，为了支持器官功能和生长，面临着巨大的代谢和营养挑战。为了提供充足的营养支持以帮助早产儿在出生后也能达到宫内的生长速率，需要在母乳中添加母乳强化剂，以提供充足的蛋白质、能量、脂肪酸、矿物质和其他微量营养素来满足生长发育需求。对于极低出生体重儿和其他有生长障碍风险的早产儿，都应进行强化母乳喂养。

2. 什么情况下选用早产儿配方奶粉

早产儿在不可获得母乳或捐赠

母乳时，可应用早产儿配方奶粉进行喂养。不同的早产儿配方奶粉能量密度、蛋白质含量有所不同，医生会根据孩子的胎龄、出生体重、喂养耐受程度、体格增长情况等选择不同的早产儿配方奶粉进行喂养。

健康加油站

为住院早产儿收集母乳时的注意事项

1. 储存母乳的容器

首选有密封盖的聚丙烯（PP）无菌容器，也可选用玻璃容器、专用母乳收集袋；不建议使用不锈钢容器、聚乙烯保鲜袋或样品收集袋，因这些材料的容器容易吸附较多细胞和活性成分，导致母乳成分损失。

2. 母乳的储存条件

室温：26℃条件下 <4 小时，15℃条件下 <24 小时。

冷藏时间：4℃条件下母乳冷藏不应超过 48 小时。

冷冻时间：-18℃/-20℃条件下可储存 3~6 个月。

（李正红）

二、早产儿配方奶粉有什么特点

早产儿在出生后可能合并多种并发症，能量消耗大大增加，同时还要满足更快的身体生长的能量需求，因此，在进行配方奶粉喂养时需要应用特殊配方设计的早产儿配方奶粉，主要分为早产儿院内配方奶粉与早产儿出院后配方奶粉。

听 专家说

早产儿配方奶粉含有更高的能量、蛋白质、矿物质、微量元素和维生素，且配制的蛋白质、糖、脂肪等营养素更易于消化和吸收。

蛋白质含量更高：2.7~3.0 克 / 100 千卡，乳清蛋白与酪蛋白比例更易于早产儿的消化吸收。

含有足量、易吸收的脂肪：必需脂肪酸含量和比例更适宜，中链脂肪酸比例更高。有些配方强化了长链多不饱和脂肪酸，使其更接近母乳中的含量，有利于早产儿神经系统的发育。

碳水化合物含量更高：以提供更多的能量。乳糖占比 40%~50%，聚糖 50%~60%。有的配方中添加了母乳低聚糖，在供给早产儿所需热量的同时不增加血浆渗透压。

强化了维生素和矿物质含量：如维生素 A、维生素 D、维生素 E、维生素 K、钙、磷、铁、钠、铜、硒等，以满足早产儿快速生长和骨骼矿化的需要。

不同厂家的配方稍有不同，有液态奶和粉状配方奶粉，有整蛋白配方，也有部分水解配方和深度水解配方。医生会根据早产儿出生胎龄和出生体重、喂养耐受情况和是否有过敏等情况选择适合的早产儿配方奶粉。

健康加油站

早产儿配方奶粉与早产儿出院后配方奶粉的区别

早产儿配方奶粉：通常指早产儿院内配方奶粉。适用于出生体重小于 1 800 克的早产儿，特别是出生体重小于 1 500 克的早产儿。每 100 毫升提供热量 80~81 千卡，含有蛋白质 2.2~2.4 克，脂肪 4.1~4.3 克，钙 134~146 毫克，磷 67~73 毫克。

早产儿出院后配方奶粉：也称为早产儿过渡配方奶粉。适用于出生体重小于 2 000 克或胎龄小于 34 周的早产儿，也用于出院后仍需要强化喂养的早产儿，因此得名早产儿出院后配方奶粉。每 100 毫升提供热量 72~74 千卡，含有蛋白质 1.85~1.90 克，脂肪 3.4~4.1 克，钙 77~90 毫克，磷 46~49 毫克。

（李正红）

三、早产儿出院后如何喂养

通常情况下，如果早产儿在出院时还没有达到同胎龄同性别早产儿的体重、身高和头围的第 25 百分位，就需要在出院后继续进行强化母乳喂养或早产儿出院后配方奶粉喂养。

听专家说

1. 如何进行强化母乳喂养

标准化的强化母乳喂养是每 20~25 毫升母乳添加 0.9~1 克母乳强化剂，不同品牌的母乳强化剂要求添加的剂量会略有不同，具体要根据品牌说明书来执行。医生根据早产儿情况可能会给予全量强化母乳喂养（标准化的强化母乳喂养），或半量强化母乳喂养（母乳强化剂的剂量为标准化强化的一半），也可能是 1/3 强化母乳喂养（母乳强化剂的剂量为标准化强化的 1/3），家长要根据医生的要求执行。医生会要求家长定期带孩子随访检查，根据早产儿出院后体格增长的情况逐渐减少母乳强化剂应用的剂量。

2. 如何进行奶粉喂养

如果早产儿在出院时还没有达到同胎龄同性别早产儿的体重、身高和头围的第 25 百分位，出院后可能还需要喂养早产儿出院后配方奶粉，当体重、身高和头围达到同胎龄同性别早产儿的第 25 百分位后，再逐渐转换为普通配方奶粉喂养。

健康
加油站

早产宝宝如何实现母乳亲喂

吃奶看似是一个很简单的动作，却很有“技术”含量，需要协调好吮吸、呼吸、吞咽这三个动作，还要有一定的力量来保障这一系列动作顺利进行。早产儿在住院期间可能经历管饲或奶瓶喂养，但在母乳亲喂时，口腔与乳头含接的感觉与奶瓶喂养有所不同，吃奶也可能更累。因此，一定要引导宝宝学会张大嘴含接整个乳头，用口唇包住乳晕，可以先挤出少许母乳引导宝宝含接乳头。

在宝宝吮吸的时候可以轻柔按摩乳房来减轻吮吸负担，在泌乳流量较大时也可以用手轻轻捏住乳晕来帮宝宝控制流量防止呛咳。在初期转换母乳亲喂的时候要循序渐进，可以亲喂一部分，把剩余的母乳用奶瓶补充喂养，再逐渐增加母乳亲喂的次数，直到实现完全母乳亲喂。

（李正红）

第三节 儿童营养

一、孩子比较瘦小是不正常吗

多数家长心中的“梦中情娃”是胖胖、壮壮的样子，如果看起来偏瘦一些，家长就会认为孩子“营养不良”或“个子不够高”，为此感到焦虑不安。但看起来壮壮的孩子也许已经超重或肥胖了，而看起来瘦一些的或在同龄儿中“偏矮”的孩子也不一定是医学上的消瘦或矮小。因此，定期监测孩子的生长速度，准确评估发育情况才是正确的判断方法。

听专家说

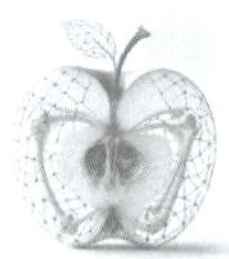

儿童的生长是一个连续、非匀速的过程。3 岁以下一般采用身高对应的体重百分位数来判定孩子体型的匀称度，3 岁以上则用 BMI 来评定。儿童的身高、体重、匀称度均与年龄相关。目前通常采用 3 个指标（年龄别身高、年龄别体重、身高别体重）来衡量营养状态。

1. 学龄前儿童的营养状态判定

低体重：体重低于同年龄、同性别参照人群均值的 2 个标准差（$-2S$）以下。

生长迟缓：身高低于同人种、同年龄、同性别人群均值的 2 个标准差（$-2S$）以下。

消瘦：体重低于同性别、同身高参照人群均值的 2 个标准差（$-2S$）以下。

以上指标可以参见我国卫生行业标准 WS/T 423—2022《7 岁以下儿童生长标准》和 WHO 相应标准。

2. 学龄儿童的生长监测

孩子的身高、体型与遗传有密切关系，进入青春期的时间也受父母青春期开始时间早晚的影响。

（1）监测孩子每年的生长速度，青春期前的孩子，每年身高增长 5~8 厘米，体重增长约 2 千克。如果身高增长不足，则需要给予关注。

（2）如果没有监测孩子每年的身高，家长则需要注意孩子是否逐渐矮于同龄儿童，比如孩子的身高在班级内相对越来越低。

（3）如果孩子的体重 1 年以上无增长，或看起来日趋消瘦，则需要及时就医，给予评估和查找原因。

健康
加油站

骨龄的意义

骨龄是临床判断骨骼发育成熟程度的常用检测指标，通过左腕关节正位 X 线片判读。一般情况下，骨龄大于实际年龄 2 岁以上，提示有早发育的风险，对孩子的终身高不利；但骨龄偏小也不一定就是“晚长”，当生长激素分泌不足时，也会出现身高增长缓慢，骨龄偏小的现象。所以，当孩子存在骨龄与实际年龄不相符时，需要由专业人员结合孩子的生长情况进行综合判断。

（钱素云　杨炯贤）

二、什么是婴儿“生理性贫血”

婴儿生理性贫血是指在出生后 6~12 周时血红蛋白降至 95~110 克 / 升的生理过程，并不是真正意义上的贫血，而是氧容量超过组织需要的一种生理反应，不需要治疗。

听专家说

胎儿在宫内是通过脐带血获得氧合的，脐带血并不是纯动脉血，因此胎儿需要更多的红细胞来携带氧，所以胎儿的红细胞和血红蛋白比成年人要高得多。出生后由心脏泵出的纯动脉血为全身输送氧，不需要那么多的红细胞来携带氧，红细胞的生成就逐渐减少。新生儿红细胞的寿命也较短，再加上新生儿及婴儿早期体重增长很迅速，血容量扩充使红细胞稀释等因素最终导致血红蛋白逐渐下降至95~110 克 / 升。这是一种自然的生理反应，并不是疾病的表现，也不是真正的缺铁，不需要治疗。但在添加辅食时应该注意添加富含铁的食物，如强化铁的米粉、蛋黄、红肉等，以避免进一步发生缺铁性贫血。

健康加油站

早产儿生理性贫血的特点

早产儿出生后其血红蛋白下降更明显，也发生得更早，在出生后 4~8 周血红蛋白可下降至 70~90 克 / 升。其原因是早产儿铁储备少，红细胞的寿命更短，促红细胞生成的激素水平更低，生长较足月儿更快，住院期间因各种疾病采血进行检查的操作也较多等综合因素。胎龄和体重越小的早产儿宫内的铁储备越少，即使没有发生贫血，也需要在出生后早期即开始补铁，以预防缺铁性贫血的发生。

（李正红）

三、怎样预防维生素 D 缺乏性佝偻病

维生素 D 缺乏性佝偻病在婴幼儿中最为常见，漏斗胸、膝内翻畸形（又称 O 形腿）等骨骼损害不仅影响孩子的外观，还会影响身心健康。

听专家说

维生素 D 缺乏性佝偻病是指维生素 D 和 / 或钙缺乏引起钙磷代谢紊乱，人体为了维持血钙水平而对骨骼造成损害的一种慢性营养性疾病。常见于 3 个月 ~2 岁的婴幼儿，以正在生长的长骨干骺端或骨组织矿化不全或骨质软化为特征。

1. 临床表现

佝偻病患儿的表现因年龄、病情的严重程度及临床分期不同而呈现出多样性。

初期：主要表现为神经兴奋性增高，如易激惹、烦躁、多汗等，汗液刺激头皮使孩子摇头擦枕，久而久之出现枕秃。

活动期：头部表现为颅骨软化、方颅、囟门迟闭、乳牙迟萌；胸部出现串珠肋、鸡胸、漏斗胸；四肢表现有手足镯症。

恢复期和后遗症期：恢复期上述症状逐渐消失；后遗症期可遗留不同程度的骨骼畸形。

2. 如何预防维生素 D 缺乏性佝偻病

加强科普宣传，开展和普及儿童系统保健管理，预防应从围生期开始，以婴幼儿为重点，系统保健管理持续至青春期。

（1）母亲孕期要注意户外活动及补充维生素 D，防止胎儿宫内维生素 D 储备不足。

（2）保证孩子有充足的户外活动时间，特别是 6 月龄以下婴儿，户外活动时注意露出四肢的皮肤，但要避免暴晒（日光浴）。

（3）生长发育期的婴儿建议口服补充维生素 D 400 单位 / 天。

（4）早产儿、低出生体重儿、双胎等出生后即应补充维生素 D 800 单位 / 天，3 个月后调整为 400 单位 / 天。

需要注意，维生素 D 的利用率个体差异较大，且每个孩子的生长速度不尽相同。因此，当出现维生素 D 不足的风险或症状时要根据具体情况调整。

健康 加油站

维生素 D 和钙的来源

维生素 D：人体所需要的维生素 D 90% 由阳光照射皮肤产生，膳食所提供的维生素 D_2 或维生素 D_3 大约占 10%。肝功能和 / 或肾功能不全的群体，维生素 D 羟基化过程可能受限，一般需要补充活性维生素 D（1,25- 二羟维生素 D_3）。

钙：钙是人体重要的矿物质。奶制品是钙的优质来源。当孩子生长发育快且饮食中的钙不能满足需求时，应适当补充钙剂。

（钱素云　杨炯贤）

四、孩子挑食怎么办

挑食是孩子常见的饮食行为问题之一。挑食的孩子由于进食量较少，久而久之易出现营养素缺乏，体形消瘦，甚至生长发育受到影响。孩子挑食也给家长带来很多焦虑和困惑，为了让孩子多进食，家长们有的化身为大厨，有的采取强制手段强迫孩子进食，但效果往往不尽如人意。

听 专家说

孩子对食物的过分挑剔和对某种食物的特殊偏好会导致摄入饮食的种类受限、营养摄入不均衡。良好的饮食行为应该从婴儿期开始培养，婴儿早期的饮食行为与家长的理念及习惯有直接关系，添加辅食过晚、添加进程过慢、家长过度包办等都会影响孩子的饮食行为。纠正挑食习惯是一个循序渐进的过程，不能急于求成。

1. 挑食的表现形式

不喜欢特定食材：如果孩子仅挑剔某一种食材（如不喜欢茄子），一般对健康的影响不大；但若对某一类食材均不喜欢（如不吃肉类、蔬菜等），就很难达到平衡膳食的要求，孩子容易出现营养不足/不良。

不喜欢某种加工形式、质地：不喜欢需要咀嚼的食物，不喜欢软烂口感的食物等。

2. 如何纠正儿童挑食

（1）确保食物的多样性，避免长时间重复进食相同的食物。

（2）鼓励孩子尝试新食物。

（3）尝试不同的加工方式，针对孩子不喜欢的食材，尽量按照其偏好的口味加工食物，做到色香味俱全。

（4）让孩子了解食材的来源与加工的过程，参与餐食的制作。

（5）尝试不同的进餐环境并和孩子一起进食，可增加孩子对食物的接受概率。

此外，对已出现营养问题的孩子，应由专业人员给出管理方案，避免影响生长发育。

健康加油站

如何养成良好的进食习惯

从小开始抓：从辅食添加开始，早期就开始引入孩子容易挑食的食物，如叶菜类、胡萝卜等，尽快完善辅食的种类。

保持食物的原味：在食物的加工制作过程中，尽量保持食物的原味，避免过度加工以及过油、过咸、过甜。

家长是餐桌榜样：家长应起到榜样作用，家长的挑食行为会影响孩子，增加孩子出现挑食的概率。

开展食育教育：让孩子熟悉植物的生长过程，了解一餐一饭来之不易，爱惜粮食。

（钱素云　杨炯贤）

第四节 儿童疾病与营养

一、孩子食物过敏有什么表现

食物过敏是指某些特定食物进入人体后，免疫系统对其产生的一种不正常的免疫反应，以皮肤和消化道受损为主，严重者可出现过敏性休克。婴幼儿由于胃肠功能发育不够完善，某些食物中的蛋白质未经充分消化就进入体内，更容易发生食物过敏，处理不当会影响孩子的生长发育，甚至危及生命。

听 专家说

常见的食物变应原包括牛奶、鸡蛋、小麦、坚果、鱼虾等。婴幼儿最常见的过敏食物是牛奶，以消化道症状为主，部分可伴有皮疹。随着年龄增长，学龄儿童食物过敏的消化道症状逐渐改善，过敏相关的呼吸道症状逐步凸显。

1. 如何判断食物过敏

食物过敏表现多样，就诊科室也不固定，常去消化科、保健科、变态（过敏）反应科、皮肤科等。食物特异性免疫球蛋白E（IgE）检测和皮肤点刺试验是目前医院常用的检测过敏的方法，但诊断食物过敏主要依据孩子的临床症状，如果过敏症状的出现与某种食物的摄入有比较明确的相关性，即使IgE检测结果阴性，也建议回避可疑食物并按照食物过敏进行处置。若回避可疑食物后症状消失，但再次摄入后症状复现，即为食物回避激发试验阳性，这是诊断食物过敏的标准方法。

表现多样：婴幼儿牛奶蛋白过敏表现为接触牛奶、普通婴儿配方奶后出现风团样皮疹，伴瘙痒；也常出现腹泻、腹胀、吐奶、便血等消化道症状；有些表现为不明原因的哭闹、拒奶、吃“迷糊奶”（半睡状态下才肯喝奶）等。

特殊体征：部分患儿伴有湿疹、体重增长不良，甚至营养不良。

2. 如何预防食物过敏

尚无预防食物过敏的特效方法。

（1）建议母乳喂养，母乳有利于婴儿肠道健康。

（2）保障母亲孕期健康可能有助于减少儿童期发生食物过敏。

健康
加油站

食物过敏的应对措施

回避变应原，例如在购买带包装的食物前仔细阅读配料表。

当考虑牛奶蛋白过敏时，人工喂养的婴儿换用深度水解或氨基酸配方奶，在医师指导下进行足疗程管理，症状改善后再逐步过渡到普通配方；母乳喂养的婴儿母亲应回避牛奶，若仍效果不佳则暂停母乳喂养，换用氨基酸配方奶喂养 2~4 周并观察。

（钱素云　杨炯贤）

二、婴幼儿腹泻的日常应对策略

腹泻是婴幼儿的常见病、多发病，容易造成体内水分、电解质丢失，甚至出现脱水。慢性腹泻还会导致婴幼儿营养不良、发育迟缓等。

听专家说

婴幼儿腹泻病因多样，以大便次数增多和性状改变为特点。感染性腹泻多由细菌、病毒等感染导致；非感染性腹泻可能与食物过敏、食物不耐受以及外界环境等相关。慢性或迁延性腹泻会造成营养不良。不同病因引起的腹泻其治疗原则也差距甚大。

1. 腹泻时的家庭照护

宝宝腹泻时，家长切记不要盲目应用抗菌药或止泻药。针对细菌导致的感染性腹泻，应在医师指导下确定抗生素的种类及疗程；“秋季腹泻”是由轮状病毒感染所致，腹泻程度虽重，但病程一般较短，几天内即可自行痊愈，治疗措施主要是防治脱水，不必应用抗菌药；过敏性腹泻应积极回避变应原，并选择合适的饮食或配方奶。

饮食：选择较清淡的食物来减轻胃肠负担。腹泻会导致继发性乳糖不耐受，若腹泻持续1周以上，可暂时更换为无乳糖配方。

口服补液盐：口服补液盐是补充水分和电解质的常用方法，要按照说明书中的标准冲配方法进行冲调，不要因口感不好就自行调整冲调浓度或者额外添加糖或其他调味剂。

适当保暖，注意卫生：腹泻期间孩子的抵抗力下降，由环境变化引起的受凉等可能使症状加重，需要注意避免；同时要注意卫生，加强臀部护理。

2. 如何预防腹泻

日常饮食：确保食物新鲜，避免食用长时间存放的食物。

注意卫生：饭前洗手，孩子的日常用具也应定期清洁消毒。

做好免疫规划：完成计划内免疫；根据孩子的具体情况选择对应的计划外免疫项目；避免与感染患者密切接触。

饮食规律：避免暴饮暴食及频繁喂养婴幼儿。

提高自身抵抗力：保证睡眠，适当增加户外活动。

健康 加油站

早期识别婴幼儿脱水

出现下述表现应及时就医。

哭闹无泪：若孩子哭闹时眼泪明显减少或无泪，应警惕是否脱水。

囟门凹陷：婴儿可观察囟门进行判定。

眼窝凹陷：脱水时出现眼眶周围凹陷。

尿少：尿量较平日明显减少。

（钱素云　杨炯贤）

三、发热时孩子的饮食应该注意什么

发热是孩子生病后最常见的症状，多伴有食欲减退，消化不良等表现，饮食上需要给予额外的关注。

听专家说

孩子发热时，家长在给孩子服用解热药对症处理的同时，还应观察有无流涕、咳嗽、皮疹及呕吐、腹泻等伴随症状，积极寻找病因。不要擅自在家给孩子服用抗感染药物，也就是常说的“消炎药”，因为儿童发热以病毒感染居多，而抗生素治疗病毒感染无效，反而会徒增胃肠道不适及其他不良反应的风险。孩子若持续发热或高热不退、精神不好，要及时到医院就诊，查找原因后进行针对性治疗。

发热期间的饮食

（1）母乳喂养的孩子，发热期间要坚持母乳喂养；配方奶喂养的孩子，如果呕吐、腹泻、消化不良等较为严重，可根据具体情况暂时换用无乳糖配方或部分水解蛋白配方；情况严重时由医生根据具体情况进行调整。

（2）发热期间可让孩子进食一些清淡的食物，如菜粥、面片、汤面等，少食多餐，既可补充适当的水分和能量，又不增加胃肠负担。

（3）服用解热药后要适当补充水分，既有助于出汗降温，又可预防大量出汗后脱水。

（4）孩子解热间期，非母乳喂养及年龄稍大的儿童，可尽量补充一些营养全面、丰富的食物，比如配方奶。

（5）尽量不用果汁给孩子喂药，因果汁中的有机酸、果糖容易引起胃酸增加，可能影响药物的溶解、吸收，甚至药物结构的改变，进而影响药效。

（6）孩子服药后可能会出现胃肠道不适，影响食欲，甚至呕吐。为减轻上述症状，可酌情在两餐之间服药，避免饭后立即服药。

（7）发热伴有呕吐、腹泻时应警惕脱水，具体详见第二章第四节“婴幼儿腹泻的日常应对策略”。

健康加油站

如何正确测量体温

体温测量仪有多种，市面上除了传统的水银体温计，还有电子体温计、红外测量仪等，如额温枪、耳温枪等。不同测量仪和测量部位所测出的体温可能略有差异。

腋温：测量腋温时，需要擦干腋窝处的汗液，上臂贴近身体使腋下成为一个封闭的环境，数分钟即可完成测量。

其他体表温度测量：额温枪、耳温枪等按照说明书操作即可。

（钱素云　杨炯贤）

四、肥胖儿童的饮食调整对策

儿童期肥胖不仅会影响孩子的身心发育，还可能持续到成年，使很多慢性代谢性疾病过早出现，严重危害儿童健康。

听专家说

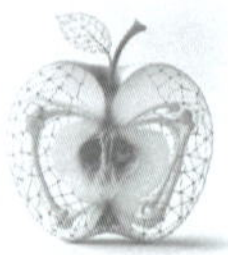

肥胖是因为能量摄入大于消耗，导致体内脂肪积累过多。儿童肥胖不仅与诸多慢性代谢性疾病密切相关，还会因性早熟影响身高及发育，使之产生自卑心理等。不良进食习惯和运动量不足是儿童超重/肥胖的主要原因。

1. 如何判断肥胖及并发症

体重指数（BMI）是临床判定肥胖的重要指标，儿童需要同时考虑年龄和性别因素。6岁以上可参照6~18岁学龄儿童青少年BMI的界值表进行筛查。

2. 常见表现

外观及皮肤：肥胖的人体形硕大，颈部、腋窝、大腿根部等皮肤皱褶明显的部位皮肤变黑，腰背部、腹部、臀部、上臂、大腿等部位出现白纹或紫纹。

心血管系统：高血压，高脂血症，高胆固醇血症。

内分泌系统：高胰岛素血症，血糖升高，青春期女孩月经不规律。

消化系统：脂肪肝，胆石症。

其他：高尿酸血症，尿蛋白增高，运动后关节疼痛，注意力不集中等。

3. 肥胖儿童的饮食调整对策

以改善生活方式为主，可遵循相应年龄段的平衡膳食原则，适当控制总能量摄入。

（1）主食应选择部分全谷物、薯类、杂豆类，避免摄入过多精细加工或油腻的主食。

（2）多吃新鲜蔬菜，选择叶菜和瓜茄类蔬菜更佳。

（3）水果适量，避免用果汁替代水果。

（4）建议选择瘦肉，避免肥肉和动物的皮、内脏，以及火腿、香肠等。

（5）适量饮奶，可选用低脂奶。

（6）减少甜点、饮料及其他零食的摄入。

此外，适当增加户外活动，减少在电子屏幕前久坐的时间，避免边看电视边进食等也是改善肥胖的重要手段。饮食调整的目标是身高逐渐增长，体重不增或增长缓慢，使孩子的身材逐渐达到适宜的匀称度。

健康加油站

如何预防肥胖

母乳喂养：婴儿期母乳喂养，可降低远期肥胖的风险。

良好的饮食习惯：规律三餐，均衡饮食，饮水选择白开水，适宜的进食速度等。

养成运动习惯：婴儿尽量每日户外活动，大点的孩子要保证户外活动的时长，学龄期儿童可进行适当的专项运动训练。

（钱素云　杨炯贤）

第三章

特殊时期女性营养篇

第一节 孕产妇营养

一、孕妇时期是否需要补充微量营养素

一般而言，孕妇时期是需要补充微量营养素的。调查显示，我国妊娠期女性维生素 A、维生素 D、维生素 B_{12}、叶酸、硒、铁、锌、碘等微量营养素缺乏情况并不少见。虽然这些微量营养素的缺乏不一定直接导致不良妊娠结局，但可能对母婴近远期健康产生潜在的负面影响。因此，孕妇时期适当补充微量营养素是有必要的。

听 专家说

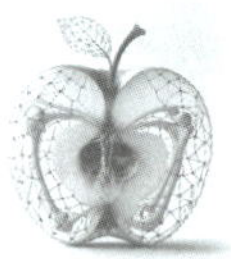

1. 微量营养素的重要性和必要性

微量营养素包括维生素和矿物质，是人体需要量和体内含量相对较少的一类营养素，每日需要量以毫克或微克计算。尽管需求量小，但这些营养素对调节机体的代谢有重要作用。尤其在妊娠期，某些微量营养素的需要量较其他阶段显著增加。如碘是甲状腺激素合成的主要原料，缺碘影响胎儿的神经系统发育，孕期碘的需求量几乎翻倍；铁是血红蛋白的重要组成部分，缺铁会导致贫血，尤其在孕中晚期，铁的需求量急剧增加；叶酸有助于预防胎儿神经管缺陷和巨幼红细胞贫血，通常建议在孕前 3 个月就开始补充适量叶酸。《中国孕妇、乳母膳食指南（2022）》也特别强调，孕期女性应常吃含铁丰富的食物，选用碘盐，合理补充叶酸和维生素 D 等关键营养素。

2. 微量营养素的补充方式

微量营养素水平应处于适宜范围内，过多过少都有不利影响。饮食是获取微量营养素的首要途径，如果通过饮食调整仍无法满足需求，可以考

虑使用营养素补充剂，但切勿盲目补充，以避免不良后果。例如：维生素 A 过量会导致婴儿骨骼畸形、泌尿生殖系统缺损；过量服用维生素 D 会影响胎儿的大动脉和骨骼发育；叶酸过量会干扰锌的代谢，导致胎儿发育迟缓。最好在专业医师的指导下进行微量营养素的补充。

健康 加油站

动物肝脏富含维生素 A、维生素 B_{12}、叶酸、铁、铜、锌、硒、维生素 B_2、烟酸等多种微量营养素，是孕期理想的食物选择，建议每周摄入 1~2 次，每次不超过 50 克。

（刘燕萍　张玉萍）

二、哪些食物可以帮助孕妇远离缺铁性贫血

铁是人体所需的重要微量元素，是构成血红蛋白（Hb）的重要原料，参与体内氧的运输和利用。孕期由于对铁的需求量增加，孕妈妈容易出现缺铁性贫血（iron deficiency anemia，IDA），通过合理饮食，补充含铁元素丰富的食物，如动物肝脏、红肉、豆类、绿叶蔬菜、海产品等，并遵循医生建议的补铁原则，可以有效预防和改善孕妈妈的缺铁性贫血。

听专家说

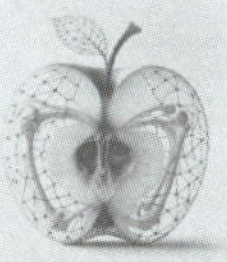

怀孕后血容量会生理性增加，若红细胞和 Hb 未按照相应的比例增加，则会出现 Hb 浓度相对性降低，引起孕期铁缺乏，甚至是缺铁性贫血，从而增加孕妈妈妊娠高血压、胎膜早破等发病风险；而对宝宝来说，生长受限、死胎等发病风险增加。

1. 如何诊断孕期缺铁性贫血

孕期 IDA 需要结合临床表现和实验室检查进行诊断。

临床表现：贫血的程度决定了症状的表现形式。最常见的症状是疲劳，严重者可有面色苍白、乏力、心悸、头晕及易怒等症状。铁储备可在 Hb 水平下降之前就已经被用尽，意味着在贫血尚未发生时孕妈妈也可能有疲劳、情绪不稳、注意力不集中以及掉发等铁缺乏的迹象。

实验室检查：①血常规，Hb<110 克 / 升；②血清铁蛋白 <20 微克 / 升；③血清锌原卟啉在组织铁储存减少时水平升高；④可溶性转铁蛋白受体在铁缺乏时浓度增加；⑤骨髓铁染色，骨髓涂片铁染色显示骨髓可染铁消失是诊断缺铁的金标准，但因有创性，通常仅用于疑难病例。

2. 孕妈妈如何远离缺铁性贫血

孕妈妈对铁的需求量比常人高 3 倍，孕早、中、晚期每天需分别摄入 14 毫克、24 毫克和 29 毫克。维生素 C 可促进铁吸收，因此孕妈妈在补铁的同时也需要补充维生素 C。

植物性食物中的铁主要为非血红蛋白铁，有效吸收率较低，相比之下，红色肉类、鱼类及禽类等食物中的血红蛋白铁更容易被吸收。

孕妈妈还要学会识别抑制铁吸收的食物，包括牛奶及奶制品、谷物麸皮、高精面粉、豆类、坚果、茶、咖啡、可可等。

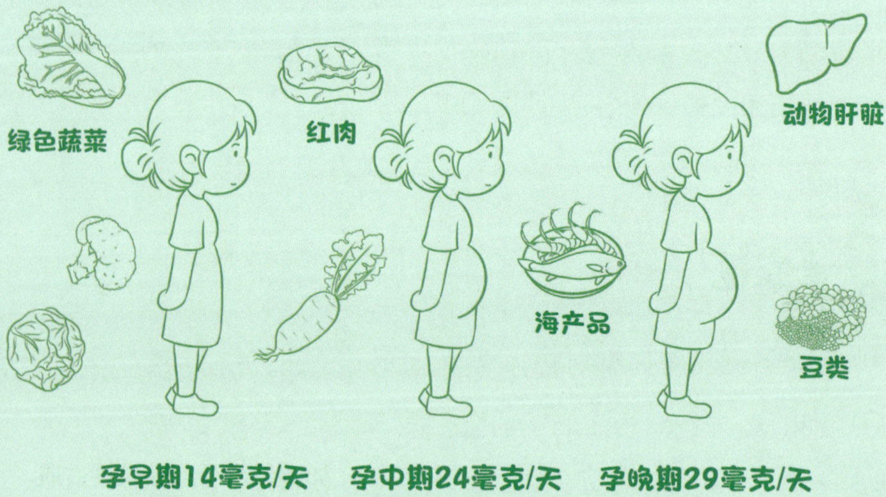
绿色蔬菜
红肉
动物肝脏
海产品
豆类
孕早期14毫克/天
孕中期24毫克/天
孕晚期29毫克/天

孕期的铁需求与含铁食物来源

健康 加油站

孕期的铁需求

基本铁丢失量：平均丢失 0.84 毫克 / 天。

因宝宝成长及胎盘、脐带发育所需增加的铁储备量：孕早、中、晚期需要铁储备分别为 0.27 毫克 / 天、1.08 毫克 / 天、2.04 毫克 / 天。

因血液稀释所需的蓄积铁量：整个孕期约需要 500 毫克蓄积铁量，主要集中在孕中晚期。

（马良坤　李旖旎）

三、孕期如何合理补充碘盐或含碘食物

碘是人体必需的矿物质微量元素之一，但人体无法自主合成碘，因此孕妈妈需要从食物中摄入碘来满足自己和宝宝的需求，如孕期坚持食用含碘盐，同时鼓励孕妈妈们每周摄入 1 次或 2 次海产品，必要的时候在医生的指导下服用碘补充剂。另外，孕妈妈们还要定期监测甲状腺功能和碘水平，注意碘与其他营养素平衡，以确保碘摄入量适宜。

听专家说

碘是合成甲状腺激素的必要物质，对孕妈妈和宝宝的健康至关重要。孕期是一个特殊的时期，孕妈妈体内甲状腺激素水平会增加 50%，肾脏对碘的清除率也增加 30%~50%。在怀孕期间，甲状腺激素对胎儿的神经发育和体格生长起到关键作用，孕期碘摄入不足或过量都可能对母婴健康造成不良影响。因此，孕期保证适宜的碘摄入量非常重要。

1. 孕妈妈对碘的需求

根据《中国居民膳食指南（2022）》

和世界卫生组织（WHO）的建议，孕妇碘的推荐摄入量为230~250微克/天。我国居民膳食碘的主要来源之一是含碘盐。按照每天食盐摄入量5克计算，可摄入碘约100微克。

2. 如何监测碘含量

孕期应定期进行碘水平的检测，以确保碘摄入量适宜。

尿碘浓度（UIC）：反映近期碘摄入量。尿碘浓度<150微克/升为碘缺乏，尿碘浓度150~250微克/升为碘适宜，尿碘浓度>250~<500微克/升为碘超适宜量，尿碘浓度≥500微克/升为碘过量。

24小时尿碘排泄量：作为评估个体碘营养状况的“金标准”。

血清碘：反映长期碘摄入量。

新生儿促甲状腺激素（TSH）：水平升高可作为孕妈妈碘缺乏的敏感标志物。

甲状腺肿：反映长期碘摄入量。

甲状腺球蛋白（TG）：是反映长期碘营养状况的可靠指标。

健康 加油站

胚胎对碘缺乏非常敏感，孕期缺碘可能会导致一系列严重的后果。

（1）影响胎儿大脑发育，严重者可能引起不可逆性神经损伤，发展为克汀病。

（2）增加不良妊娠结局风险。

（3）胎儿神经运动功能发育落后。

（4）胎儿甲状腺功能减退（简称“甲减”）。

而碘过量可能会短暂抑制甲状腺激素合成，损伤胎儿的甲状腺功能，也有可能造成胎儿或新生儿甲减。

（马良坤　李旖旎）

四、孕期如何正确补钙

钙是胎儿生长发育所必需的营养物质，孕期钙缺乏会给妈妈带来多种危害，也易导致胎儿发育不良。推荐孕妈妈应从孕中期开始补钙，可以通过增加含钙量丰富的食物或者选择合适的钙剂来进行补充。一次性大量补钙会降低钙的吸收率，故如果服用钙剂，则建议每天分 2 次或 3 次服用，且最好在用餐时、餐后或睡前。

听专家说

与普通人群相比，孕妈妈对钙的需求量是增加的，钙缺乏在孕妈妈这个群体中较为普遍。

1. 钙不足的信号

孕妈妈们想要正确地补充钙，首先得了解如何识别自己体内的钙含量是否足够，以下是一些可能指示孕妈妈钙不足的信号，值得每一位准妈妈警惕。

小腿抽筋：多数在孕 20 周左右发生，夜间多见。

血压升高：钙缺乏可能导致甲状旁腺激素大量释放，使血管平滑肌收缩，引起高血压。

关节和骨盆的不适：钙摄入不足时，为了维持血液内钙浓度的正常水平，身体可能会动员骨骼中的钙质。

其他：牙齿松动。

2. 孕妈妈的补钙原则

普通孕妈妈：怀孕早期并不额外增加钙需要量，因此这类孕妈妈的钙需要量与同龄妇女相同，即 800 毫克 / 天；孕中晚期则每日钙需要量为 1 000 毫克。另外，推荐从孕中期开始每天补充钙剂至少 600 毫克直至分娩。

低钙摄入地区的普通孕妈妈：应当每日补充 1 500~2 000 毫克口服元素钙。

妊娠高血压风险较高的孕妈妈：补钙可以预防内皮细胞活化，有助于预防妊娠高血压的发生，推荐高风险孕妈妈从孕中期开始每日补充钙剂 1 000~1 500 毫克直至分娩。

双胎孕妈妈：双胎孕妈妈对钙的需求量更高，建议整个孕期每日补充钙剂 1 000~1 500 毫克。

健康 加油站

钙元素在胎儿生长发育中的作用

骨骼和牙齿发育：钙是形成骨骼和牙齿的主要成分，孕期缺钙可能会导致宝宝发生骨骼软化、牙齿不齐等，甚至可能发展为先天性佝偻病。

神经系统和智力发育：钙对神经系统的兴奋传递过程有重要作用，孕期缺钙可能会导致宝宝智力发育障碍或迟缓。

免疫系统影响：钙与免疫细胞的激活相关，孕期缺钙可能导致宝宝出生后容易生病。

（马良坤　李旖旎）

五、哪些食物可以帮助孕妇远离缺钙性牙齿损害、下肢抽筋或骨质疏松

孕期应优先考虑通过食物摄入钙质，合理搭配含钙量高的食物可以有效补充钙质，但要注意避免摄入过量。维生素 D 有助于促进机体对钙的吸收，因此在补钙的同时补充维生素 D 非常必要。含维生素 D 的食物有鱼肝油、蛋黄等。

听专家说

钙是构成骨骼和牙齿的主要成分，具有调节神经肌肉的兴奋性、维持生物膜的完整性和通透性、参与信号转导等多种功能。如果孕妈妈体内钙含量不足，其身体会从自己的骨骼中提取钙来维持血液中的钙水平，以支持胎儿骨骼的正常发育，从而导致孕妈妈骨质疏松、下肢抽筋等。

1. 有利于钙吸收的食物

奶类：每 250 毫升纯牛奶含钙平

均约为 270 毫克。

豆制品：100 克豆腐含钙约为 250 毫克。

海产品：其中虾皮的钙含量较高，25 克虾皮约含钙 500 毫克。

绿叶蔬菜：很多绿叶蔬菜的钙含量都在 80 毫克 /100 克左右。

某些坚果：某些坚果钙含量较高，如芝麻籽、巴旦木、榛子等，但其脂肪含量也较高，不可多吃。

2. 阻碍钙吸收的食物

食盐：含钠，肾脏每天会把多余的钠排出，同时也会带走一部分的钙。

含磷高的食物：如动物肝脏、花生、南瓜子、葵花子、松子、口蘑等。磷和钙在人体内以一定的比例存在，如果摄入磷过多，磷、钙比例失衡，可能会导致钙的流失。

高油脂食物：这类食物会在体内形成脂肪酸，脂肪酸与钙结合形成难溶解物质。

碳酸饮料、咖啡：这类饮品中磷酸含量较高，过度摄入可能导致体内钙磷比例失衡，引起钙流失；磷酸还可能与钙形成难溶的磷酸钙。

植酸含量高的食物：有些食物中的植酸含量较高，植酸能与钙形成不溶于水的盐类，不利于钙的吸收，如全谷类、豆类、某些坚果和种子类食物（如杏仁、南瓜子、西瓜子）等。

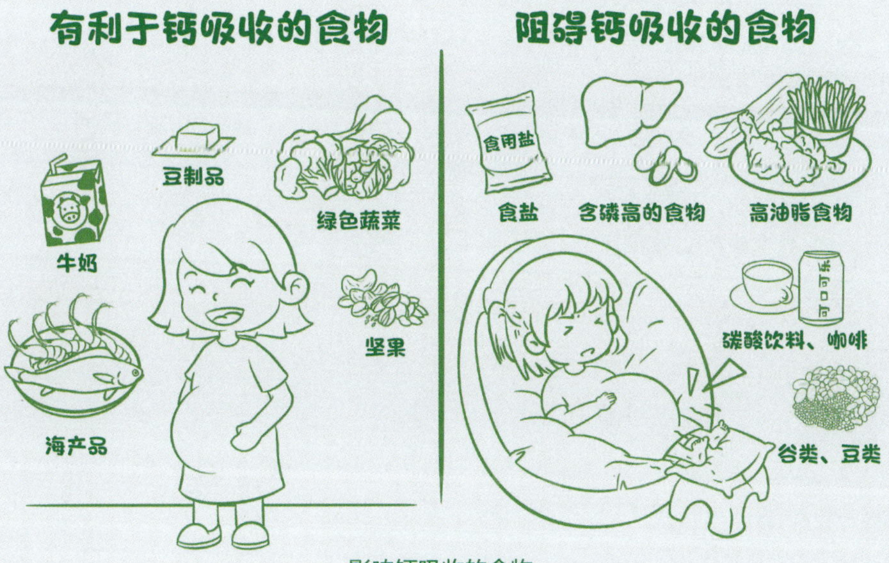

影响钙吸收的食物

健康
加油站

钙摄入过量的不良后果

高钙血症：血清钙 >110 毫克 / 升。轻者无症状，严重者可出现心律失常等多种并发症，甚至危及生命。

高钙尿症：女性尿钙 >250 毫克 / 天，男性尿钙 >275 毫克 / 天，血清钙 >120 毫克 / 升时可出现血尿、尿频、尿急、尿痛、排尿困难等。随着病程的延长，尿路结石和肾功能损害的发生率增加。

乳碱综合征：以高钙血症、代谢性碱中毒和急性肾功能损伤的症状为特征。

其他：便秘。

（马良坤　李旖旎）

第二节 孕期如何合理安排膳食与管理体重

一、孕期体重如何增长最合理

孕妈妈的体重评价通常用到体重指数（BMI）和体重增长两个指标，BMI=体重 ÷ 身高^2[体重单位：kg（千克）；身高单位：m（米）]。对于孕前体重在正常范围内，即 18.5 千克 / 米^2 ≤ BMI<24 千克 / 米^2 的孕妈妈，其整个孕期体重增长合适的范围为 8~14 千克，其中孕早期在保证体重不下降的基础上，增重最好不要超过 2 千克，孕中、晚期每周体重增长应控制在 0.26~0.48 千克。

听 专家说

孕期的体重增长对孕妈妈和宝宝的近期和远期健康都会产生重要影响。近年来，随着生活条件越来越好，孕妈妈们在孕前就是超重或肥胖的比例越来越高，殊不知，孕期妈妈体重增长过多的危害可不小。

1. 特殊孕妈妈的体重增长目标

单胎孕妈妈（我国妊娠期妇女体重增长推荐值标准）：①孕前低体重（BMI<18.5 千克 / 米^2），孕期总增重在 11~16 千克为宜。孕中、晚期每周体重增长应控制在 0.37~0.56 千克。②孕前超重（24 千克 / 米^2≤BMI<28 千克 / 米^2），孕期总增重在 7~11 千克为宜。孕中、晚期每周体重增长应控制在 0.22~0.37 千克。③孕前肥胖（BMI ≥28 千克 / 米^2），孕期总增重在 5~9 千克为宜。孕中、晚期每周体重增长应控制在 0.15~0.30 千克。

不论孕前 BMI 如何，孕妈妈孕早期适宜的体重增长范围均为 0~2 千克。

双胎孕妈妈（美国医学研究所推荐标准）：①孕前正常体重，推荐孕期体重增加为 17~25 千克。②孕前超重，推荐孕期体重增加为 14~23 千克。③孕前肥胖，推荐孕期体重增加为 11~19 千克。

2. 控制体重增长的方式

（1）均衡饮食，避免摄入高热量食物。

（2）合理加餐，加餐应选择营养密度高的食物，时间应安排在两餐之间，睡前加餐不宜过晚。

（3）适量运动，可以在确保安全的前提下进行有氧运动结合抗阻运动。

（4）定期监测体重。

健康加油站

体重测量方法

测量条件：应在清晨、空腹、排泄完毕的状态下进行，室温保持在 25℃左右。

测量工具：经校准的电子体重秤，分度值≤0.1 千克，测量时体重秤放置平稳并调零。

测量方法：妊娠妇女平静站立于体重秤踏板中央，两腿均匀负重，免冠、赤足、穿贴身薄内衣裤。

读数与记录：准确记录体重秤读数，精确到 0.1 千克。

（马良坤　李旖旎）

二、孕期如何合理安排膳食，助力“长胎不长肉”

孕妈妈的膳食计划需要在普通成年女性的基础上，依据宝宝的成长速度和孕妈妈身体的生理及代谢变化做出调整。孕期饮食应当是一个由多样化食材构成的均衡膳食体系，这样不仅能够满足孕期特殊的营养需求，更能培养宝宝对各类辅食的接受能力。

听专家说

1. 孕中、晚期一日食谱举例

餐次	孕中期	孕晚期
	食物名称及主要原料重量	
早餐	豆沙包：面粉 40 克，红豆馅 15 克 蒸芋头：芋头 75 克 煮鸡蛋：鸡蛋 50 克 牛奶：250 克 水果：草莓 100 克	鲜肉包：面粉 50 克，瘦猪肉 20 克 蒸红薯蘸芝麻酱：红薯 75 克，芝麻酱 5 克 煮鸡蛋：鸡蛋 50 克 牛奶：250 克 水果：苹果 100 克
中餐	杂粮饭：大米 60 克，小米 60 克 青椒爆猪肝：猪肝 5 克，青椒 100 克 芹菜香干百合：芹菜茎 100 克，香干 50 克，百合 10 克 鲫鱼紫菜汤：鲫鱼 60 克，紫菜 2 克 水果：苹果 100 克	杂粮饭：大米 60 克，小米 60 克 蘑菇炖鸡：蘑菇 60 克，鸡 50 克 烧带鱼：带鱼 30 克 鸡血菜汤：鸡血 10 克，大白菜 150 克，紫菜 2 克 清炒豇豆：豇豆 100 克 水果：鲜橙 100 克
晚餐	牛肉饼：面粉 60 克，牛肉 50 克 清炒菜薹：菜薹 100 克 滑藕片：莲藕 100 克 水果：香蕉 50 克 酸奶：250 克 坚果：核桃 10 克	杂粮馒头：标准粉 60 克，玉米面 30 克 虾仁豆腐：基围虾仁 40 克，南豆腐 150 克 清炒菠菜：菠菜 100 克 水果：猕猴桃 100 克 酸奶：250 克 坚果：核桃 10 克
全天	植物油 25 克，食用碘盐不超过 5 克	植物油 25 克，食用碘盐不超过 5 克

2. 合理增加食物摄入

食物种类	建议量（单位：克 / 天）		
	备孕 / 孕早期	孕中期	孕晚期
粮谷类	200~250	200~250	225~275
薯类	50	75	75
蔬菜类	300~500	400~500	400~500
水果类	200~300	200~300	200~300
鱼、禽、蛋、肉（含动物内脏）	130~180	150~200	175~225
奶	300	300~500	300~500
大豆	15	20	20
坚果	10	10	10
烹调油	25	25	25
加碘食盐	5	5	5
饮水量	1 500/1 700 毫升	1 700 毫升	1 700 毫升

注：《中国居民膳食指南（2022）》推荐妇女备孕和孕期一日食物推荐量（低至中度身体活动水平）。

健康加油站

孕吐严重也要保证必要的营养

（1）没有明显早孕反应的孕妈妈应保持平衡膳食。

（2）孕吐较明显或食欲不佳的孕妈妈不必过分强调平衡膳食，但每天必须摄取至少 130 克碳水化合物。

（3）孕吐严重到无法保证基本进食量的孕妈妈应积极寻求医师的帮助。

（马良坤　李旖旎）

三、如何满足孕期蛋白质需要

孕早期蛋白质需求与孕前无太大差别，孕中期开始胎儿生长发育加速，母体生殖器官的发育也加快，对蛋白质的需求相应增大，应合理增加肉类、鱼类、禽类、豆类、奶制品等富含蛋白质的食物摄入量，注意避免过量摄入。

听专家说

1. 孕期蛋白质代谢

孕期是宝宝快速生长发育的特殊时期，孕早期孕妈妈的蛋白质合成开始增加，分解减少。蛋白质会先分解为氨基酸，再变成尿素等物质随着尿液排出体外。孕妈妈血浆中氨基酸浓度在孕早期开始下降，尿素的合成和排泄也会随之减少，并横跨整个孕期。

2. 孕期蛋白质推荐摄入量

假设孕妈妈孕前 BMI 正常，整个孕期增重为 11 千克，且各个阶段体

孕期	体重平均增加/千克	增加的蛋白质平均需要量/(克·天$^{-1}$)	增加的蛋白质推荐摄入量/(克·天$^{-1}$)
早期	1.0	0.9	1.1
中期	6.2	8.7	10.9
晚期	11.0	22.3	27.9

注：妊娠期妇女增加的蛋白质推荐摄入量。

重增长均符合推荐标准，根据《中国居民膳食指南（2022）》推荐，孕早期蛋白质不增加，孕中、晚期每天蛋白质摄入量分别增加 15 克、30 克。

3. 富含蛋白质的食物

中国营养学会专家组列出了排在前十名的“优质蛋白十佳食物”。

鸡蛋：蛋白质含量约 13%。

牛奶：牛奶是液态食物，蛋白质含量只有 3%。但其必需氨基酸比例符合人体需要，且易消化吸收。

鱼肉：蛋白质含量为 15%~22%。

虾：蛋白质含量为 16%~ 23%。

鸭肉：蛋白质含量约为 16%。

瘦牛肉：蛋白质含量一般在 20% 以上。

瘦羊、猪、鸡肉：蛋白质含量在 20% 左右。

大豆：包括黄豆、黑豆和青豆，蛋白质含量为 30%~40%。

健康 加油站

蛋白质摄入不足的表现

主要表现为疲倦、体重减轻、贫血、免疫功能和应激能力下降、水肿或极度消瘦。当人体蛋白质丢失 >20% 时，生命活动就会被迫停止。对于儿童，轻度的蛋白质缺乏将影响体格生长，严重者易患蛋白质 - 能量营养不良，分为三个类型。

水肿型：能量摄入基本满足而蛋白质不足，以全身水肿为特点。

消瘦型：能量严重不足，表现为消瘦、皮下脂肪消失、皮肤干燥松弛等。

混合型：为上述二型之混合。

（马良坤　李旖旎）

四、双胎妊娠孕妇，如何确保适当的营养摄入

双胎妊娠相比单胎妊娠，孕产妇的不良妊娠结局发生率明显升高。因此，孕期营养管理面临巨大挑战。虽然我国目前尚无双胎妊娠膳食指南，但建议双胎妊娠应增加能量和蛋白质、脂肪、碳水化合物、铁、钙等各种营养素的摄入。同时，建议双胎妊娠孕妇应合理分餐，将餐次改为 3 正餐 3 加餐，每次正餐能量占 20%~25%，每次加餐能量占 8%~10%，有效满足双胎妊娠对高能量和营养素的需求。

听专家说

双胎妊娠的营养素需要量

单胎妊娠早期不需要额外增加能量，妊娠中期至分娩需要在原基础上每日增加能量 300 千卡，而双胎妊娠建议在此基础上再增加 300 千卡 / 天。其中，碳水化合物占总能量的 50%~55%，摄入不足不利于糖脂代谢，摄入过多不利于体重管理。蛋白质占总能量的 15%~20%，瘦肉、鱼、禽、蛋、奶及其制品、豆类及其制品等是优质蛋白的来源。脂肪占总能量的 25%~30%，推荐以单不饱和脂肪酸和多不饱和脂肪酸为主，优选橄榄油、亚麻籽油、玉米油、葵花子油等植物油，避免过多摄入饱和脂肪酸，如猪油、奶油、椰子油、棕榈油等。

单胎妊娠中晚期需要摄入元素铁 25~29 毫克 / 天，而双胎妊娠对铁

的需要量多于单胎妊娠。应常吃含铁丰富的食物，建议孕中晚期每日增加50~100克红肉，每周摄入1~2次动物血和肝脏，每次20~50克。当血红蛋白<110克/升或铁蛋白<30微克/升时，及时遵医嘱补充铁剂。

钙的食物来源主要是奶和奶制品。《中国孕产妇钙剂补充专家共识（2021）》推荐双胎孕妇每日应补充钙剂1 000~1 500毫克。

除以上推荐外，双胎妊娠还需注意维生素D、维生素E、维生素A、维生素C、锌、碘、镁等营养素的管理。

健康
加油站

美国医学研究院2009年推荐的双胎妊娠孕期适宜体重增长值及增长速率

孕前BMI	孕期体重增长速度/(千克·周$^{-1}$)			孕期体重增长/千克
	孕早期	孕中期	孕晚期	
正常体重（BMI 18.5~24.9千克/米^2）	0.12~0.49	0.64~0.94	0.50~0.83	16.8~24.5
超重（BMI 25~29.9千克/米^2）	0.03~0.39	0.57~0.87	0.43~0.81	14.1~22.7
肥胖（BMI ≥ 30千克/米^2）	0.08~0.34	0.24~0.63	0.34~0.70	11.4~19.1

（刘燕萍　张玉萍）

第三节 患有妊娠合并症的孕妇如何合理安排营养饮食

一、出现妊娠反应，孕妇应如何合理安排饮食

妊娠反应是妊娠早期常见的症状，主要表现为恶心、呕吐等，通常随着孕期进展逐渐缓解。为了缓解妊娠反应，孕妇可以根据个人的饮食习惯选用清淡、适口、易消化的食物。鼓励进食，采取少量多餐的饮食方式，但不必严格强调平衡膳食。

听专家说

饮食安排的基本原则

选择清淡易消化的食物：清淡易消化的食物对缓解妊娠反应有效。辛辣、油腻或刺激性食物可能加重恶心呕吐症状，应避免食用。推荐的食物包括白粥、烤面包、饼干等。

采取少食多餐的饮食方式：少食多餐，建议每间隔 1~2 小时进餐一次，而不是一日三餐。这种方式可以避免长时间空腹或一餐过饱，从而减少妊娠反应发生的频次。

合理安排进餐时间：妊娠反应多数是有时间规律的，有人在晨起空腹时最为明显，有人则是在午后恶心、呕吐渐起。接受妊娠反应，充分利用可以进食的时段，科学应对孕早期挑战，享受食物，保持营养摄入。可以选择在两餐之间喝水或饮料来补充水分和电解质，但在正餐时少喝汤类以免加重胃部负担。

确保足够的碳水化合物摄入：每天应至少摄入含有 130 克碳水化合物的食物（相当于 150~200 克干重的五谷杂粮），以避免尿酮体出现。优

先选择易消化的谷薯类及其制品，如粥、粉、面、烤面包、烤馒头片、饼干、薯类等。简单碳水化合物（如糖、蜂蜜）有助于进食少或呕吐严重者迅速补充能量，预防低血糖。

健康加油站

妊娠反应是一种正常生理反应，通常由体内人绒毛膜促性腺激素水平增高所引起。妊娠反应可以早预防早干预，以防止进展为妊娠剧吐。2018 年美国妇产科医师学会发布的《妊娠期恶心呕吐指南》指出，非药物治疗妊娠反应的措施如下。

（1）孕前 3 个月服用复合维生素可能降低妊娠反应的发病率及严重程度。

（2）维生素 B_6 治疗有助于缓解恶心反应。

（3）食用生姜能有效减轻恶心症状。

（4）调节情绪，避免刺激因素：放松心情，避免气味、高温、潮湿、噪声等可能会引起症状的感官刺激等。

（刘燕萍　张玉萍）

二、妊娠高血压孕妇的饮食原则

妊娠高血压孕妇的饮食原则旨在控制血压水平，降低胎盘早剥、胎儿生长受限、早产、死胎、母体重要器官受损等严重并发症的发生风险。饮食应实现全面均衡的营养素摄入，确保碳水化合物、蛋白质、脂肪的质量和合理的比例，同时满足钙、镁、锌、硒等矿物质的需求，以及叶酸、维生素 D、维生素 E 等维生素的充足摄入。

听专家说

1. 宏量营养素管理

超重、肥胖、妊娠期体重增长过多大大增加了血压升高的风险，因此，体重管理是饮食调整的关键。碳水化合物为主要的供能物质，应适量摄入，避免摄入过多导致脂肪堆积，增加高血压风险。蛋白质缺乏型营养不良既是孕妇血压升高的诱因也是后果，应增加鱼、禽、瘦肉、蛋等优质蛋白的补充，避免缺乏。饮食中应控制猪油、黄油、奶油等饱和脂肪和反式脂肪的摄入，增加单不饱和脂肪、多不饱和脂肪的比例，如橄榄油、茶油、坚果等。

2. 微量营养素管理

钙缺乏可能导致血管平滑肌收缩、痉挛，引起血压升高。应多摄入奶及奶制品、豆类、虾皮等含钙丰富的食物。镁不足会导致血管痉挛，应增加富含镁的绿叶蔬菜、坚果、燕麦等食物的摄入以满足需要。锌缺乏可能导致脂质过氧化，引起胎盘的血管动脉粥样硬化，进而血压升高，应增加贝壳类、红肉类的摄入。硒、铁、维生素 E 参与抗氧化，保护细胞膜，防止血管损伤，应避免缺乏。钠摄入量过多会导致水分潴留，血容量增加；钾摄入量过少会影响体内钠的排泄，影响细胞的物质代谢，细胞内钠 / 钾平衡对降低血压有重要意义。叶酸可保护患者的血管内皮细胞，维持正常的同型半胱氨酸浓度；维生素 D 有利于胎盘健康及母胎之间的营养交换，两者均能发挥预防先兆子痫的作用。

健康加油站

妊娠高血压孕妇应选择居家烹饪，控制饮食质量和营养成分。良好的饮食管理可以帮助控制血压，预防疾病的进展。除了饮食，定期监测血压、保持健康的生活方式、遵医嘱进行必要的检查和治疗也是控制妊娠高血压的重要措施。

（刘燕萍　张玉萍）

三、妊娠糖尿病孕妇，如何兼顾营养与血糖

妊娠糖尿病孕妇应首先通过饮食和运动来调整血糖，在满足营养需求的前提下，将血糖波动控制在正常范围内。具体原则为控制总能量、提高饱腹感、控制食物血糖负荷，减小餐后血糖波动，同时餐后积极活动，降低和稳定血糖水平。

听专家说

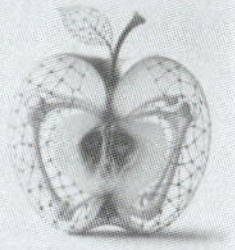

1. 选择粗杂粮为主食

选对主食是控制血糖的重要因素，杂粮饭是较好的正餐主食，推荐选择一半白米，一半杂粮杂豆（如藜麦、燕麦、荞麦、青稞、红豆、绿豆等）。每天至少摄入 175 克碳水化合物，均分至三餐，加餐时也可适量食用。

2. 选用富含蛋白质的食物

混合食物中的蛋白质有利于减慢消化速度，提高饱腹感。高蛋白低脂肪食材包括鸡胸肉、去皮禽肉、猪牛羊的里脊或纯瘦肉、动物血（每周 100~300 克）、动物肝脏（每周 50~150 克）、鱼虾贝类。此外，每天应摄入 1 枚全蛋、500 毫升脱脂奶或无糖酸奶，以及豆腐、豆干、坚果等高蛋白的植物性食物。

3. 多吃新鲜蔬菜，控制水果摄入

蔬菜的血糖指数较低且富含膳食纤维，可以减缓碳水化合物的消化和吸收，降低血糖上升速度。以绿叶、深色蔬菜和瓜茄类蔬菜为主，每天至少 500 克。最好每餐有蘑菇、木耳、海带等菌藻类蔬菜，每周 2~3 次。水果每天 100~200 克，分在上下午两次加餐时食用，建议选用柚子、草莓、蓝莓、树莓等低糖水果。

4. 植物油多样化

选择富含维生素 E、单不饱和脂肪酸（油酸）、亚麻酸和亚油酸的橄榄油、亚麻籽油、葵花子油、玉米胚芽油等，多备几种，交替使用，总量控制在每天 25~30 克。

5. 餐后活动

温和且安全的餐后活动是适合妊娠糖尿病孕妇的，如餐后 30 分钟散步、简单的伸展运动、低强度的孕期瑜伽、适度的家务劳动等，这些活动有利于血糖控制。

健康 加油站

妊娠糖尿病孕妇在烹调食物时也有讲究。选择简单的低温烹调，如汆、蒸、烩、炖，不用油炸、烤、烙等高温方式；不添加淀粉（勾芡、上浆、挂糊）、糖的调味方法；留意并规避含有糖、糊精或淀粉成分的调味料，如某些醋、老抽、酱料等。

（刘燕萍　张玉萍）

第四节 产后时期，营养需求变化

一、如何通过产后饮食调节，改善乳汁不足

乳汁不足的问题在产后较为常见，许多新手妈妈认为是食量太少导致乳汁量不够。实际上乳汁的多少更多地取决于排空乳房的频率和程度，而非单纯的食量增加。当然，合理的饮食调节，结合科学哺乳及良好情绪的保持有助于改善乳汁不足的问题。

听专家说

1. 科学哺乳

婴儿的吮吸是刺激乳汁分泌最有效的方式，产后应按照婴儿的需求频繁哺乳。通常每隔 2~3 小时喂奶一次，24 小时内要喂奶 8~12 次，特别是夜间喂养，因夜间催乳素产生多，可促进乳汁分泌。每次喂奶前，确保正确的哺乳姿势和婴儿含接乳头的方式，以保证乳汁排泌顺畅；喂奶时，尽量两侧乳房交替喂奶，一边哺喂 15 分钟左右，确保乳房完全排空；喂奶后，需自行检查并尽量排空乳房，不仅有助于防止乳房胀痛，还能持续刺激乳汁分泌。

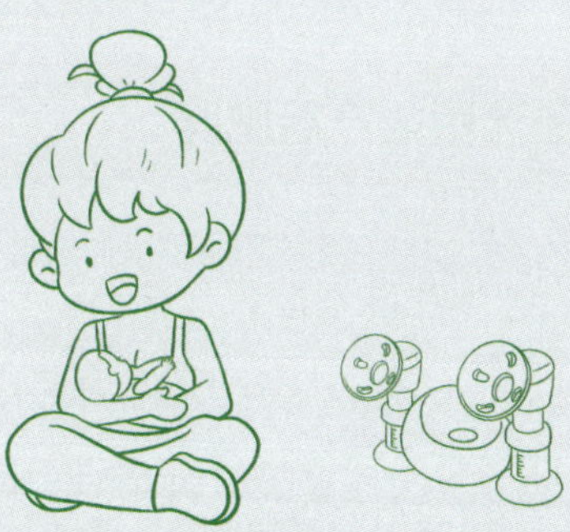

科学哺乳

2. 合理饮食

乳母应保证充足的水分摄入，除日常饮水外，可选择在餐间或加餐时增加液体食物，如清淡汤类（蔬菜汤、菌菇汤、蛋花汤等）及富含营养的流质饮品（豆浆、脱脂奶等），但要避免过于油腻的汤，如鸡汤、猪蹄汤等，这些汤传统上被认为有催乳作用，但实际上过于油腻的汤会增加产妇体重和体脂，对乳汁分泌无益。喝汤时最好撇掉表层油脂，并吃汤中的食材以获取优质蛋白和能量。

3. 良好情绪

泌乳受催乳素调控，排乳受催产素调控。乳母的情绪可直接影响这两种激素的释放。加之频繁哺喂会让乳母十分辛苦与疲惫，因此，乳母保持良好的情绪很重要。家庭成员的支持和帮助能够确保乳母获得充足的休息和睡眠，有助于良好情绪的保持。

健康 加油站

如果乳汁不足的情况依然存在，乳母可以选择婴儿配方奶粉、代乳品或其他乳品补充，进行混合喂养。一般先喂母乳，乳汁不足时再给婴儿喂食其他乳品，每天应哺乳 3 次以上。混合喂养时也应让婴儿按时吮吸乳头，刺激乳汁分泌，防止泌乳量进一步减少。

（刘燕萍　张玉萍）

二、如何避免产后体重滞留或产后肥胖

产后体重滞留或产后肥胖意味着能量过剩，包括产后体重降低少，甚至产后体重不减反增。要避免这一问题，从孕期开始就应该通过合理膳食和适宜身体活动管理体重，确保孕期每个阶段增重都在合理范围内，产后 1~2 个月每周体重下降 0.5 千克左右，并于产后 6 个月至 1 年逐步恢复至孕前水平。

听专家说

1. 合理膳食管理

孕期的膳食需要满足自身营养需求和胎儿生长发育，而哺乳期的膳食则需要满足各器官、系统功能恢复和泌乳需求，两个阶段的营养需求都不低，但一味进补是不对的，能量应适宜。以轻体力活动女性为例，孕早期能量基本不变，约 1 700 千卡，从孕中期开始，能量从 1 950 千卡逐渐增加至孕晚期 2 100 千卡，乳母在此基础上增加 500 千卡。孕期及哺乳期的饮食应清淡、安全、多样、均衡且营养丰富，全谷物、薯类、新鲜蔬果、鱼、禽、瘦肉、蛋、奶类、豆类、坚果等应每天都有，合理分配至正餐及加餐，口味重的、油腻的、过甜的、过咸的都不利于体重控制。

2. 积极进行身体活动

孕期及哺乳期均应积极进行身体活动，以低强度运动为主，包括日常家务、步行、伸展运动、盆底运动等。根据自身情况，适量进行有氧运动和力量训练，有助于维持适宜体重和促进新陈代谢。若有特殊情况，应在专业医师指导下进行。尤其在坐月子期间，新手妈妈应尽早恢复运动，减少卧床和久坐时间。

3. 母乳喂养有益

母乳喂养有助于消耗储存的脂肪，加速体重恢复。如果产妇不进行母乳喂养，则不需要在膳食中增加哺乳所需要的能量。

健康加油站

产后体重下降不宜过快或过多，体重减轻的同时需要注意补充钙、维生素 D、碘、维生素 A、叶酸、二十二碳六烯酸（DHA）等微量营养素。

简单来讲，产后哺乳妈妈的一日食物建议量大致是：谷薯类 200~350 克（全谷物和杂豆 75~150 克、薯类 75~100 克）；蔬菜 400~500 克，其中深绿色和红黄色等有色蔬菜占 2/3 以上；水果 200~400 克；鱼禽蛋瘦肉类（含动物内脏）总量 200~250 克；奶类 300~500 克，大豆 25 克，坚果 10 克，烹调油 25~30 克，加碘食盐 <5 克，水 2 100~2 300 毫升。

（刘燕萍　张玉萍）

三、如何应对流产后饮食营养调节

流产后需要格外重视饮食，注意营养丰富均衡，摄入膳食的能量应高于正常饮食，多食用优质蛋白、高维生素的食物，以及补充足够的水分。此外，不宜吃生冷、辛辣刺激食物。通过饮食调节加速身体康复，注意保暖，避免着凉。

听专家说

1. 术后初期饮食调节

流产术后麻醉药物代谢时间通常为 24 小时，不少患者术后离开麻醉恢复室仍可能出现头晕、恶心、呕吐等症状。因此，术后饮食宜循序渐进，全身麻醉清醒后若无恶心、呕吐等不适症状，术后 2 小时可适量饮水或饮用配制营养液，术后 4 小时可进食半流质，术后 6 小时可正常进食。若进食后出现呕吐症状，应立即停止进食，症状好转后应从流质到半流质再到固体食物过渡。

2. 饮食重点

流产后可能出现贫血和抵抗力下降的情况，应注意补充富含造血营养素（叶酸、蛋白质、维生素 B_{12}、铜、锌等）和优质蛋白的食物。饮食应包含瘦肉、动物血、肝脏、禽肉、蛋、豆制品和海产品等。

流产后也易出现潮热、盗汗的情

况，应少量多次补充水分，且汗液中排出的水溶性维生素较多，应多吃新鲜蔬果，增加维生素摄入。

3. 饮食禁忌

在正常饮食的基础上，适当限制脂肪，少吃油腻和不易消化的食物。在阴道出血未完全排干净之前，禁忌食用桂圆、荔枝、人参等活血食物，以免阴道出血时间延长。禁忌辛辣刺激性食品，如辣椒、酒、醋、胡椒、姜等，以免刺激性器官充血，增加阴道流血量。禁食寒凉性食物，如虾、螃蟹、田螺等，以免阴道流血淋漓不尽。

健康 加油站

流产常常伴随着痛苦和悲伤，任何情绪反应都是正常的。应允许自己慢慢来调整，不要过分内疚，照顾好自己的身体，找到适合自己的排解方式，适时寻求家人或朋友的帮助，让生活逐渐走上正轨。

（刘燕萍　张玉萍）

第四章

围绝经期女性营养篇

第一节 围绝经期女性的营养需求变化

一、围绝经期女性的生理变化和营养需求

围绝经期是女性独特的生理阶段，这期间身体会经历一系列变化，衍生出特殊的营养需求。

听专家说

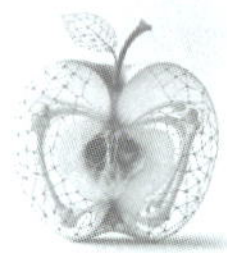

女性绝经后，雌激素水平骤降，引发诸多身体变化。代谢紊乱使骨质疏松、心血管疾病风险上升，还会出现皮肤问题、阴道干涩、尿失禁等状况，影响女性身心健康。所以，此阶段女性要更关注自身健康，通过合理饮食、适量运动、保持良好心态来维护身体功能。

雌激素水平降低，激活破骨细胞信号通路，增强其活性，加速骨组织吸收，致使骨密度降低，引发骨质疏松症、骨关节炎等骨代谢性疾病。骨质疏松症早期症状隐匿，常到骨折才被察觉，预防骨折和降低骨折风险极为关键。围绝经期女性可通过营养咨询，调整饮食结构与生活方式，如摄入充足钙和维生素 D、戒烟戒酒、坚持锻炼等。

合理的能量摄入对围绝经期及绝经后女性的体重管理和代谢性疾病防控至关重要。根据 2017 年美国梅奥诊所共识，超重 / 肥胖的绝经过渡期（围绝经期）及绝经后女性需多学科协作干预，其中营养管理是核心。长期合理限制能量摄入是体重控制的基础，结合美国心脏协会及美国肥胖医学协会的指南，建议每天减少 500~750 千卡能量摄入，或按每天 1 200~1 500 千卡来规划饮食摄入。通过强化生活方

式管理，促使肥胖/超重者6~12个月体重下降6%~8%。合并糖尿病的围绝经期及绝经后女性，要增加多不饱和脂肪酸及单不饱和脂肪酸摄入，减少饱和脂肪酸摄入，降低碳水化合物供能比例，多选择蔬菜、全谷物类碳水化合物，选择脱脂乳制品、鱼类等蛋白质食物，控制酒精摄入。

合理摄入宏量/微量营养素也很重要。2020年意大利发布的围绝经期及绝经后女性营养实践指南指出，基于地中海饮食均衡摄入，围绝经期及绝经后女性应保证充足蛋白质摄入，改善肌力、肌量和骨的健康，摄入量不低于0.8克/(千克体重·天)，多吃高生物价蛋白食物，且三餐均匀分布以提高吸收率。碳水化合物供能占全日的45%~65%，保证膳食纤维摄入(20~30克/天)，避免高血糖指数食物。还要严格限盐(≤5克/天)，充足补水，多吃富含钙、镁等矿物质的食物，改善骨量，缓解潮热等症状。

（刘欣燕　李融融）

二、围绝经期女性的膳食营养建议是什么

合理改善膳食是围绝经期女性健康管理的关键部分。围绝经期女性身体功能产生变化，合理膳食对于缓解不适症状、提升生活质量意义非凡。

听专家说

2018年中华医学会妇产科学分会绝经学组发布指南，建议绝经过渡期和绝经后女性进行全面生活方式指导与健康管理。参考《中国居民膳食指南(2022)》，对围绝经期女性饮食提出详细建议：充分摄入全谷物纤维、足量的蔬果，每周吃2次鱼类食品，做到控糖(≤50克/天)、少油(25~30克/天)、限盐(≤5克/天)、限酒(酒精量≤15克/天)、戒烟，保证每日饮水1 500~1 700毫升。同时，建议每周进行150分钟规律运动，并增加2~3

次抗阻运动以增加肌肉量和肌力。

研究表明，地中海饮食在降低人群代谢风险、降低围绝经期各类合并症状或疾病风险上效果显著，还能降低心血管疾病风险，维持健康体重，防控肥胖及慢性代谢性疾病，降低抑郁和认知退化风险，促进心理健康。因此，该膳食模式被广泛推荐给包括围绝经期及绝经后女性在内的人群。

地中海饮食源自地中海沿岸国家，其特点是食物加工简单，以丰富的植物性食物为基础，如各类新鲜果蔬、豆类、谷类和种子；用植物油、坚果取代动物油来提供脂肪；适量摄入奶酪、酸奶等乳制品，蛋类、鱼类及低度葡萄酒；减少红肉、加工肉类、添加糖食品的摄取。

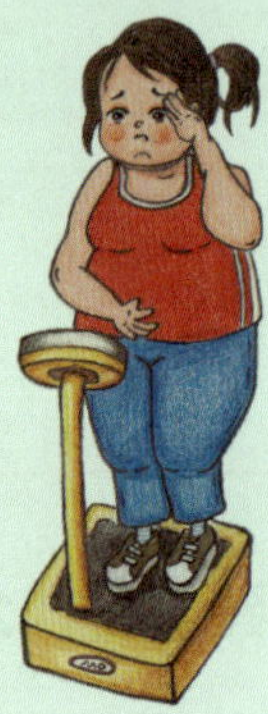

围绝经期女性如何控制体重

健康 加油站

地中海饮食的食材如何搭配

果蔬：鼓励每天都要摄入多种富含维生素、矿物质和抗氧化植物化学物质的新鲜蔬果。

豆类和全谷物：鼓励人群摄入充足的富含膳食纤维的粗杂粮和豆类，如扁豆、鹰嘴豆、全谷物和糙米。

坚果和种子：鼓励人群适当摄入富含健康脂肪和蛋白质的低加工坚果、种子，如亚麻籽、核桃和芝麻，改善心血管健康。

摄入健康脂肪：包括富含单不饱和脂肪酸的橄榄油及富含 ω-3 脂肪酸的富脂鱼类，减少炎症，发挥心血管保护效应。

摄入提供适量蛋白质的健康食材：包括低脂乳制品、蛋类、禽类、鱼类，减少红肉、加工动物性食品的摄取。

避免含有添加糖和高盐的深加工食品，降低肥胖和慢性代谢性疾病风险。

可适量饮用红酒。

（刘欣燕　李融融）

三、围绝经期女性肠道钙吸收减少该怎么办

围绝经期女性因雌激素水平下降，肠道对钙的吸收减少，骨质疏松风险增加。合理饮食管理，对改善这一营养代谢变化至关重要。

听专家说

改善围绝经期女性骨代谢，首先要保证充足膳食钙摄入。2023年《中国居民膳食营养素参考摄入量》推荐，50岁以上女性每日应摄入元素钙1 000毫克。

钙的主要食物来源中，乳类及其制品是最佳选择，鲜乳钙含量为100~120毫克/100毫升。贝类、连骨小鱼、虾皮、豆类及豆制品、深绿色叶菜、菜花、芝麻、山楂等，也能提供不少钙质。不过，膳食中的草酸、植酸、膳食纤维等会干扰钙吸收。苋菜、菠菜、空心菜含钙量高，但草酸多，吸收率低。相比之下，乳类食品的钙吸收率高，是优质钙源。

维生素D也有助于钙吸收，围绝经期女性要保证摄入充足。人体维生素D主要靠日光照射皮肤自身合成，充足阳光照射对改善钙营养状况很关键。国外指南建议，有色人种夏季日照充足时，每日直晒约半小时，冬季直晒可至4小时。当然，肤色、纬度、季

节、环境及人体利用度，都会影响日晒效果。

必要时，围绝经期女性可在医生指导下合理补充钙剂或维生素 D。中国营养学会 2023 年建议，50 岁以上女性日常维生素 D 摄入量为 400~800 单位 / 天。检查确认维生素 D 缺乏者，可遵医嘱增加补充量，以此满足身体对钙和维生素 D 的需求，维护骨骼健康。

健康
加油站

那怎样进行饮食安排满足每日摄入 1 000 毫克钙的要求？以下这张食物汇总表的示例会告诉我们怎样把这个看得见摸不着的数字转化为餐桌上实实在在的食物。

食物及数量	含钙总量 / 毫克
牛奶 500 毫升	600
豆腐 150 克	100
虾皮 5 克	50
蛋 75 克	50
小白菜 250 克	150
鲫鱼 100 克	50
合计	1 000

建议围绝经期女性每日的饮食应至少包括乳类 500 毫升，适量的蛋类、鱼类、豆制品。如果饮食中的钙摄入确有不足，可以在医生的指导下选择合适的钙补充剂。

此外，围绝经期女性应确保充足维生素 D 的摄入，通过适当日晒和必要时补充剂来满足身体需求，如需要可每日补充维生素 D 400~800 单位。

（刘欣燕　李融融）

第二节 围绝经期女性如何预防骨质疏松及骨折

一、围绝经期女性是否容易出现骨质疏松及骨折

围绝经期女性由于多种原因，容易出现骨质丢失，因此比男性更容易发生骨质疏松症及骨折。

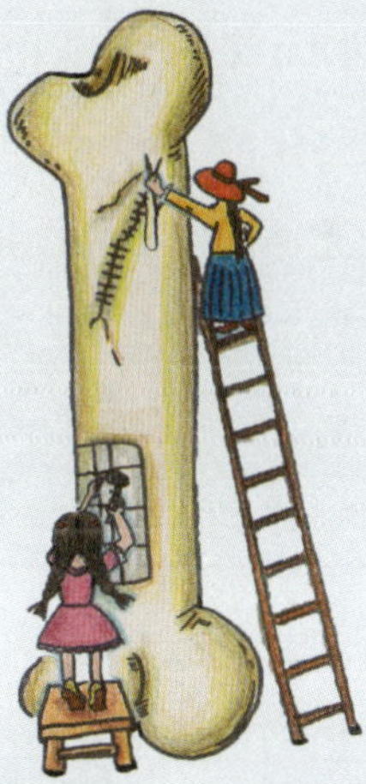

围绝经期女性需要预防骨质疏松及骨折

听专家说

从生理层面看，围绝经期女性卵巢功能衰退，雌激素分泌锐减。雌激素对骨量的维持意义重大，能抑制破骨细胞活性，减少骨质吸收。雌激素水平下降，破骨细胞活性增强，骨吸收大于骨形成，骨量便逐渐流失。同时，

甲状旁腺激素（PTH）分泌可能相对增多，它会促进破骨细胞活性，使骨钙释放入血维持血钙水平，在雌激素缺乏时，这会加速骨量丢失。

生活方式也是重要影响因素。围绝经期女性常因潮热、盗汗、情绪波动等不适减少体力活动。运动变少，肌力减弱，而肌肉对骨骼有机械刺激和保护作用，肌力不足，骨骼承受应力减少，不利于维持骨量。部分女性还会有食欲改变，钙和维生素D摄入不足。钙是骨骼的主要成分，维生素D促进肠道对钙的吸收，营养缺乏就无法满足机体维持骨量的需求，增加发病风险。

此外，围绝经期女性神经系统功能轻微改变，影响平衡和协调能力，平衡变差，摔倒风险增加，骨质疏松的骨骼在摔倒外力作用下更易骨折。

从骨量正常发展到骨质疏松症需要时间，虽然围绝经期骨质疏松症发生的比例不高，但这是女性骨质快速丢失的关键阶段，很多女性绝经后期就会发病。

所以，围绝经期是预防和减少骨质疏松症及骨折的关键时期，围绝经期女性应保持健康的生活方式，均衡饮食、适量运动、补充钙剂和维生素D，定期进行骨密度检测，及时发现低骨量或骨质疏松症。

健康加油站

什么是骨质疏松症

骨质疏松症是一种以骨量低下、骨组织微结构破坏，导致骨脆性增加，易发生骨折为特征的全身性骨病。骨质疏松症在出现骨折之前通常无明显症状，因此也被称为“静悄悄的杀手”。骨质疏松症可发生于任何年龄，但多见于绝经后女性和老年男性。绝经后骨质疏松症也被称为Ⅰ型骨质疏松症，一般发生在女性绝经后的5~10年。

（陈 蓉　李 梅　李融融）

二、围绝经期女性是否应补充雌激素、维生素、微量元素或特殊营养物质

围绝经期恰处于女性由中年向老年过渡的年龄阶段，中老年常见的各种退行性代谢紊乱表现往往会由于卵巢功能的衰退而进一步加重，营养代谢状况也会由于老化的生理过程而发生改变。

听专家说

围绝经期以卵巢功能从衰退走向衰竭为标志，雌激素分泌量随之下降，引发绝经综合征，带来潮热、失眠、情绪波动等躯体和心理症状。应对绝经综合征，首先推荐调整生活方式，涵盖饮食、运动、睡眠和心理疏导。轻度症状通过这些调整通常能得到缓解；但中重度症状若经生活方式干预仍未改善，建议采用绝经激素治疗（以雌激素补充为主）或中成药治疗等医疗手段。需要强调的是，绝经激素治疗属于医疗措施，不是保健手段，必须有适应证且无禁忌证才能使用，务必在医生的指导下进行。

均衡饮食是围绝经期女性健康管理的基石。在此基础上，根据个体疾病史、代谢状态和营养需求，提供个性化指导，评估是否需要补充微量营养素和特殊营养物质。比如，多摄入富含镁的食物，像乳制品、坚果等，有助于改善骨量，缓解潮热等不适；高胆固醇血症患者应严格控制饱和脂肪酸和反式脂肪酸摄入，增加全谷物等膳食纤维食物，必要时补充植物固醇和大豆异黄酮；高甘油三酯血症患者可多吃富含ω-3脂肪酸的食物，持续血脂异常者可补充高剂量的二十碳五烯酸。另外，足量的维生素D和钙摄入对骨骼健康有益。适量补充植物雌激素，如异黄酮、黄酮等，也能改善骨代谢，缓解血管舒缩症状，调节情绪。

健康
加油站

绝经激素治疗的适应证与禁忌证：有绝经相关全身症状、绝经生殖泌尿综合征、骨质疏松症高危因素、过早低雌激素状态的女性，可考虑补充雌激素。但已知或可疑妊娠、原因不明的阴道流血、患乳腺癌或性激素依赖性恶性肿瘤、近 6 个月内有活动性血栓栓塞性疾病、严重肝肾功能不全的女性，不建议全身应用雌激素。

（陈　蓉　李　梅　李融融）

三、维生素、微量元素对围绝经期女性骨代谢有什么影响

多种维生素和微量元素的合理补充对围绝经期女性骨代谢意义重大。

听 专家说

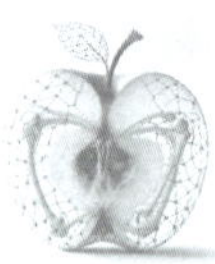

维生素 D 是维持骨骼健康的关键。它能促进肠道对钙的吸收，调节骨钙素代谢，还能调控胰岛素抵抗和脂肪代谢，对围绝经期女性的骨密度和骨代谢有积极作用。绝经后女性雌激素水平下降，骨质流失加快，充足的维生素 D 摄入对维持骨密度极为重要。维生素 D 水平与骨钙素水平呈显著正相关，补充维生素 D 可提高骨钙素水平，改善胰岛素抵抗，减轻微炎症，还可能通过骨钙素在胰岛素抵抗和脂肪代谢方面发挥作用，改善代谢指标。

维生素 K，特别是维生素 K_2，在围绝经期女性骨代谢中起关键性作用。它参与骨代谢，能促进成骨细胞的骨形成，抑制破骨细胞的骨吸收，从而维持骨密度和骨骼健康。维生素 K_2 还能通过促进成骨细胞活性、降低

破骨细胞活性以及降低血清组织蛋白酶K表达来改善骨密度，对降低绝经后女性骨质疏松风险意义重大。

除了常量元素钙，多种微量元素也对改善围绝经期女性骨代谢有益。锌对成骨细胞的生长和分化至关重要，助力骨的钙化；硒作为强效抗氧化剂，通过抗氧化硒蛋白的生物合成维持骨代谢正常；锰参与促进成骨细胞分化的酶系统；铜通过影响成骨细胞和破骨细胞的功能来调节骨转换；镁刺激破骨细胞的功能，促进骨转换；适量的氟能促进新骨形成，而铝积累会破坏骨基质；碘作为甲状腺激素的组成部分，加强骨转换过程。

所以，围绝经期女性应均衡饮食，必要时在医生指导下补充多种营养素，维护骨代谢健康，预防骨质疏松症。

健康 加油站

维生素K的饮食来源

维生素K是对维持凝血和骨骼健康意义重大的脂溶性维生素，主要有维生素K_1、维生素K_2两种形式。维生素K_1多存在于植物性食物，深绿色蔬菜如菠菜、羽衣甘蓝等是其丰富来源，大豆油、菜籽油等植物油及蓝莓、葡萄等部分水果也含有维生素K_1。维生素K_2主要存在于动物制品和发酵食品，像奶酪、肉类、纳豆等。此外，肠道细菌能产生一定量维生素K_2，这也是人体获取维生素K的途径之一。

（陈 蓉　李 梅　李融融）

四、骨质疏松症或骨折患者的膳食营养及营养素补充建议

随着年龄增长，骨质疏松症悄然而至。它以骨量低下、骨组织微结构损坏为特征，严重后果是轻微外力下骨折，影响中老年人活动能力与生活质量，甚至缩短寿命。改善营养、补充营养素，对防控骨质疏松症及骨折意义重大。

听专家说

骨骼新陈代谢需多种营养维持稳态，预防骨质疏松。蛋白质、钙、维生素 D、维生素 K 及锌、铜、镁、锶等微量元素都很关键。

蛋白质：充足摄入有利于骨折恢复与预防骨质疏松，围绝经期女性应达 1.0~1.2 克 /（千克体重 · 天），骨折患者更应达标。

钙与维生素 D：对围绝经期女性骨骼健康重要。2018 年欧洲女性与男性更年期协会（EMAS）推荐，绝经女性每日补充 600~800 单位维生素 D，50 岁以上有骨折风险的女性每日摄入 1 000~1 200 毫克元素钙。对于维生素 D 缺乏的人群，建议依据血清 25- 羟维生素 D 的浓度调整维生素 D 的补充剂量。

维生素 K：参与凝血、维护心血管健康，在骨骼健康中促进矿化、预防骨质疏松。维生素 K_1 多存在于绿色植物，维生素 K_2 多由肠道细菌合成，食物来源有绿叶菜、发酵食品等，缺乏风险人群可遵医嘱补充。

其他矿物质元素：锌促进成骨细胞功能与胶原蛋白合成；铜参与胶原和弹性蛋白交联；镁是骨基质的成分，维持成骨细胞、破骨细胞平衡；锶促进成骨细胞的骨形成，抑制破骨细胞的骨吸收，增加骨密度。这些元素广泛存在于各类食物，特定人群可遵医嘱补充。

健康加油站

骨质疏松症常见症状

多数骨质疏松症患者在疾病早期没有明显症状，随着骨量丢失、骨组织微结构破坏的逐渐进展，患者可出现明显的骨骼疼痛、骨骼变形，甚至发生轻微外力下骨折等严重后果。

疼痛：腰背或全身骨痛，夜间或负重时加重，伴肌肉痉挛、活动受限。

脊柱变形：严重患者椎体压缩性骨折，致身高变矮、驼背等畸形，引发脊髓神经受压或脏器功能异常，出现便秘等症状。

骨折：脆性骨折常见于胸腰椎等部位，髋部骨折危害最大，发生后再骨折风险升高。

对心理状态及生活质量的影响：患者易焦虑、抑郁，活动能力下降，自信心丧失。

（李 梅 陈 蓉 李融融）

五、肌少症合并骨折患者的膳食营养及蛋白质补充建议

随着年龄增长，健康老人也难免出现骨骼肌质量下降和肌力减退。肌少症在中老年人群中常见，是一种与年龄相关，以骨骼肌质量逐渐减少、肌肉功能下降为特征的综合征。不仅降低老人的生活质量，增加跌倒风险，导致失能，还会引发骨质疏松、肥胖及多种代谢性疾病。肌肉组织含人体 60% 的蛋白质，肌少症与机体活动、营养状况，特别是蛋白质摄入量、维生素 D 营养状况紧密相关。

听 专家说

肌肉、骨骼、关节共同构成人体的运动系统，肌肉衰老萎缩是人体衰老的重要标志。肌少症患病率高，常伴发骨质疏松、肥胖、糖尿病等慢性代谢性疾病，使机体虚弱，严重影响生活质量，甚至增加死亡率。诊断肌少症需要综合评估肌力、肌强度、肌量和肌肉功能，主要依据肌量减少、肌强度下降、机体活动功能下降等。

静态生活方式、体力活动减少和营养不良与骨骼肌衰老关系密切。防治肌少症，保证充足膳食营养至关重

要，尤其是充足的蛋白质摄入和合理的维生素 D 补充。

骨骼和肌肉健康相互影响，增加优质蛋白摄入对肌肉合成和骨骼修复意义重大。肝肾功能正常时，建议围绝经期及绝经后女性蛋白质摄入量达 1.2~1.5 克 /(千克体重 · 天)。优质蛋白来源丰富，如瘦肉、禽类、鱼、海鲜、蛋类、乳制品，大豆及其制品也是重要的植物蛋白来源。

维持良好的维生素 D 营养状况，对肌肉和骨骼健康都有益。建议围绝经期及绝经后女性每天补充 800 单位维生素 D，维持血清 25- 羟维生素 D>50 纳摩尔 / 升(>20 纳克 / 毫升)，以促进肌力、肌量和骨骼健康。改善维生素 D 摄取，可从生活方式入手：阳光照射是自然合成维生素 D 的主要方式，建议每天早晚日晒 15~30 分钟；可多吃富含维生素 D 的食物，像富脂海鱼、维生素 D 强化食品、蛋黄和动物肝脏等。

健康加油站

肌少症的常见症状

肌少症患者早期缺乏特异性临床表现，随着肌肉量的明显减少和骨骼肌功能的显著下降，患者会出现明显症状。

患有肌少症的老年人具有虚弱、站立困难、步履缓慢、容易跌倒、四肢纤细和疲乏无力等症状。

（李 梅 陈 蓉 李融融）

第五章

老年人营养篇

第一节 老年人的牙齿问题

一、“老掉牙”是正常生理现象吗

人老掉牙是日常生活中常见的现象。唐代大诗人韩愈，36 岁开始掉牙。他在诗作《落齿》中写道：“去年落一牙，今年落一齿。俄然落六七，落势殊未已……”成年人的牙齿有 28~32 颗，韩愈六七年时间，已经掉了十来颗。如今时代进步，人们的寿命也随之延长，那么，“人老，就一定会掉牙吗？”

听 专家说

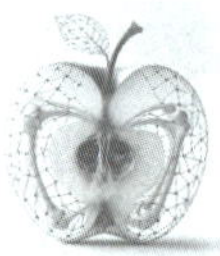

牙齿是人体最坚硬的器官。牙齿最外层是高度矿化的牙釉质，其硬度远超骨骼。牙釉质内侧是硬度与骨骼相近的牙本质，牙本质有一定的弹性，可以防止牙齿在咀嚼时折裂。牙齿中央是牙髓软组织。牙髓包含细胞、血管和神经，具有营养和修复牙齿，感受并抵抗外界刺激的功能，同时与身体其他部分进行交流。由于牙齿软硬组织完美结合，牙齿可以经受岁月的磨炼，在健康生活模式下，人老，也可以不掉牙。

1. 引发牙齿疾病并导致牙齿丢失的主要因素

细菌因素：牙齿最常见的疾病，龋齿（蛀牙）和慢性牙周疾病，均为口腔细菌感染所致，是引发牙齿缺失的主要原因。

过大的咬合力：食物中的沙粒、运动中牙齿外伤、修复假牙卡环对天然基牙水平向的拉力、长期的睡眠磨牙症等，均会造成牙齿严重损伤。

其他因素：遗传及全身因素，如牙釉质发育不全、糖尿病、骨质疏松、病毒感染等。

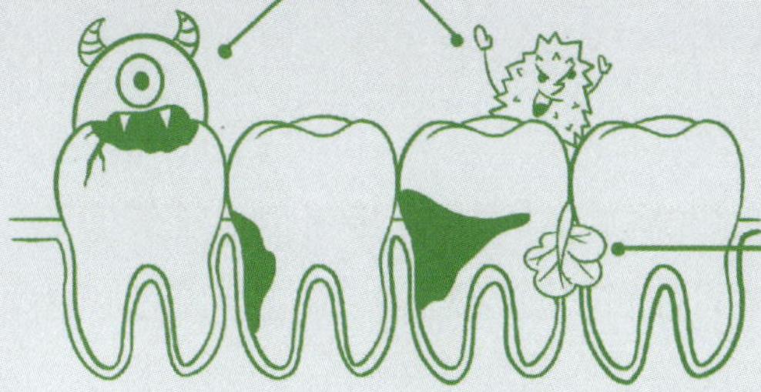

引发牙齿疾病的主要因素

2. 延长牙齿寿命的建议

科学的口腔护理：每天刷牙两次，每年看一次牙医。

保护牙釉质：选择软毛牙刷，刷牙力量轻柔。

加强咀嚼：唾液有助于抗酸和抗菌。

避免过大的咬合力：左右交替咀嚼；不要用牙打开包装；如有睡眠磨牙症，可以佩戴护牙套。

预防和管理全身健康：采取健康的生活方式，如戒烟、控制血糖和防止慢性感染，可以减少牙齿疾病的发生。如果衰老影响了认知和运动，应寻求口腔护理帮助。

健康加油站

如何预防“老掉牙”

（1）孕妈妈合理补钙。

（2）第一颗乳牙萌出即开始刷牙。

（3）家长监督孩子刷牙到9岁。

（4）预防重于治疗，微创治疗优于拔牙，尽量保留牙髓、保留患牙，延长牙齿寿命。

（郑　颖）

二、天天刷牙为何还会有龋齿和牙龈出血

随着健康知识的普及，人们对口腔健康越来越重视。那么，为什么天天刷牙还是会长龋齿（蛀牙）？刷牙时还会有出血呢？这是因为我们牙齿表面并不是完全平整的，刷牙时遗漏的部位就是龋齿和牙龈出血的好发部位。此外，在牙齿发育过程中，自然会形成牙釉质表面的窝沟点隙。当我们咀嚼食物时，会出现两牙间的食物嵌塞，这些因素都使得即使我们每天刷牙，还可能会有龋齿或出血的情况发生。

听专家说

牙齿处在口腔唾液微环境中，唾液中有大量的口腔微生物。这些微生物通常不会引起疾病，但当它们以菌斑生物膜形式黏附在牙齿上时，龋齿和牙周疾病就会潜藏其中。黏附在牙齿窝沟上的菌斑，可以降解食物中的碳水化合物，产生酸性物质溶解牙釉质，形成龋齿。同时，黏附在牙齿颈部的菌斑，会刺激牙龈发炎出血，而且牙颈部菌斑还可以破坏牙周膜及颌骨组织，导致牙齿出现松动、变长、口腔气味等问题。人到老年，牙龈会逐渐萎缩，牙缝变大，牙根暴露，更易出现牙根面龋。这使得老年人牙齿的护理及治疗变得更为困难。

1. 如何防止龋齿发生

龋齿发生在牙齿硬组织上，早期多没有症状。一旦出现明显疼痛，龋损可能已波及牙髓组织。临床上，可能采用去除牙髓的根管治疗，根管治疗虽可以保存牙体组织，但患牙失去牙髓的营养支持，变得易碎，牙齿寿命缩短。因此，每年定期到医院进行牙齿检查是非常必要的。为了减少龋齿的发生，可以选用氟化物牙膏，少吃黏性甜食，保持口腔卫生。

2. 如何预防牙龈出血

刷牙出血是牙周疾病发生的最早信号，同样是由菌斑引起的。此外，牙

周疾病与糖尿病、心血管疾病、骨质疏松及呼吸系统等疾病密切相关。要预防刷牙出血，需要保持全身健康，注意口腔卫生。

健康 加油站

护牙技巧

（1）家庭口腔护理：每日刷牙两次，适当使用牙线、牙间隙刷、冲牙器。

（2）专业口腔护理：每年至少拜访牙医一次。

（3）日常注意锻炼身体，增强机体抵抗力。

（4）足量饮水，少吃甜食，适量补充维生素 C。

（郑　颖）

三、牙齿缺失需要种植义齿吗

牙齿缺失会带来很多问题，比如影响咀嚼、语言功能等。长期缺失还会造成其他牙齿移位、骨吸收、面部塌陷等，进而导致消化和营养不良，甚至引发或加重全身疾病。牙齿缺失不仅影响功能和美观，也会损害身心健康。因此，牙齿缺失后应及时进行修复，以恢复口腔功能，保护口腔和全身健康。那么，牙齿缺失需要种植义齿吗？

听专家说

种植义齿是首选的牙齿修复方法，是将人工牙种植体植入上下颌骨内，并在其上部安装牙冠、桥体等修复体，以恢复缺失牙齿的功能和美观。植入骨内的种植体通过骨整合与牙槽骨紧密结合，承受咀嚼压力，起到类似于天然牙齿的支持和保持作用。因此，种植义齿咀嚼功能、舒适度好，不损伤健康牙体组织。但是，种植义齿治疗周期较长，需要经历手术，局部骨和软组织以及全身健康状况需要具备一定的条件。

1. 如果不能种植义齿修复，是否有其他选择

种植义齿虽好，但需要根据患者口腔局部和全身健康情况来分析。如果条件不允许，患者可以选择活动义齿和固定义齿修复。活动义齿的优点是不手术、治疗周期短、磨牙较少，但需要每日摘下清洁，对帮助固位的基牙可能造成损害，长期使用可导致基牙龋齿或松动。固定义齿的优点是治疗周期短、咀嚼效率高、舒适度较好，但是会损失牙齿表面最坚硬的牙釉质，桥体下方难以清洁，长时间也会导致龋齿，甚至牙周病变等。

2. 老年人是否适合种植义齿

老年人常伴有多种全身系统性疾病和缺失牙时间长的情况。对于口腔条件不佳（如牙槽骨骨量不足），或者全身性疾病（如心脑血管疾病、糖尿病等）控制不好的老年人，则不适合种植义齿，可以选择活动义齿修复。

健康
加油站

种植义齿护理技巧

保持口腔清洁：种植义齿后，要仔细刷牙，可使用冲牙器。

避免刷牙力度过大：种植体与人体是骨结合，刷牙力度过大，会造成炎症。要选择软毛牙刷，同时还要避免吃过硬的食物。

定期复查：种植义齿没有牙周膜且缺少磨耗，要定期（每半年到 1 年）到医院复查一次，调整咬合。

避免吸烟：减少种植体周围炎的发生。

（李　倩）

第二节 老年人的体重问题

一、老年人是不是越瘦越好

传统上，人们常说“千金难买老来瘦”。这句话体现了一个普遍的观念，即随着年龄的增长，越瘦就会越长寿。尽管肥胖与许多健康问题存在关联，过度肥胖会增加患心脏病、糖尿病的风险，但对于老年人来说，并不是体重越轻越好。以体重的“轻”或者“重”来判断老年人的健康状况是不够的，老年人并不是越瘦就越好。

听专家说

一个人的体重是由身体多种成分组成的，包括水分、脂肪组织、肌肉组织和骨骼等。过度瘦弱可能意味着肌肉量不足，这会减弱身体的力量和功能，增加跌倒的风险。此外，肌肉减少后基础代谢率下降，增加肥胖、2 型糖尿病和心血管疾病的风险。适宜体重有助于维持骨密度，而体重过轻可能增加骨质疏松的风险，进而骨折的风险也会增加。此外，老年人追求过低的体重，可能造成营养不良、免疫功能下降，患病之后恢复的能力也下降。因此，对老年人而言，不能单纯地追求“越瘦越好”。

如何判断体重是否合适

从健康的角度出发，我们可以参考体重指数，即BMI（body mass index）来评估个人体重是否处于健康范围。通常认为成年人的健康BMI是18.5~24.9千克/米^2，但对于老年人，稍高一些的BMI可能更为有益。根据中国营养学会发布的《中国居民膳食指南（2022）》，65岁以上老年人BMI应为20~26.9千克/米^2。

根据国家卫生健康委员会发布的《高龄老年人体质指数适宜范围与体重管理标准》，80 岁以上老年人 BMI 应为 22~26.9 千克 / 米 ^{2}。此外，还可以参考腰围、腰臀比、体脂率、肌肉量粗略估计体重是否合适。

健康加油站

老年人保持适宜体重的方法

合理饮食：老年人应该食用适量的鱼肉、瘦畜禽肉和大豆制品，保证摄入足够的优质蛋白来维持肌肉量；同时，摄入丰富的果蔬以保证足够的维生素和矿物质。

适量运动：适当的身体活动可以帮助老年人维持肌肉质量和功能，同时有助于控制体重。如散步、太极拳、游泳等。

定期检查：老年人应该规律自测体重、腰围，定期到医疗机构测血糖、血脂和体成分等指标。

睡眠和心理：充足的睡眠和乐观的心态有助于维持良好的食欲和代谢平衡。

（张 坚　李娇娇）

二、老年人体重莫名下降的原因可能是什么

很多人认为，随着年龄增长，体重下降是自然的过程。事实上，老年人体重下降应该得到关注，尤其是莫名的体重下降。因为这种情况可能是多种因素作用的结果，甚至是某些健康问题的早期警示信号。

听专家说

老年人体重下降的常见原因如下。

1. 咀嚼和吞咽功能减退

口腔溃疡、牙齿问题如龋齿、牙周病、牙齿缺失等，可能导致咀嚼困难。中风、帕金森病、多发性硬化等疾病可能损害控制吞咽的神经导致吞咽困难。以上均可能影响食物的摄入量，进而导致体重下降。

2. 消化系统疾病

一些消化系统的疾病，如反流性食管炎、慢性胃炎、胃溃疡、十二指肠溃疡、炎症性肠病、慢性肝炎、肝硬化、慢性胰腺炎、胆道疾病等，可能通过减退食欲、影响营养物质的摄入和吸收，或增加营养物质的丢失等多种方式导致体重下降。

3. 内分泌系统疾病

甲状腺功能亢进增加能量消耗和加速蛋白质及脂肪分解，导致体重减轻。糖尿病导致人体内的胰岛素处于绝对或相对缺乏的状态，不能充分利用葡萄糖，加上反复排尿导致体内水分的丢失，导致体重下降。

4. 肿瘤、感染及免疫系统疾病

恶性肿瘤消耗大量营养，免疫系统对抗癌细胞耗能，加上肿瘤毒素引起厌食，都会导致体重下降。感染性疾病和免疫系统疾病可引起持续的炎症过程，大量消耗体能，并波及全身健康状况，导致营养吸收受阻。此外，这些疾病还可能引起与病情相关的疲劳和食欲减退，进而影响体重。

5. 精神心理因素

抑郁状态可能导致食欲减退，进食量减少。焦虑可能引起消化问题，影响食欲。缺乏社交可能减少进食意愿，影响饮食习惯。认知功能下降，如痴呆等，可能导致忘记进食或食物选择不当。

温馨提示

老年人体重莫名下降可能是多种疾病的症状，在没有主动采取控制措施的情况下，6 个月内体重丢失 5% 以上即需要引起重视。遇到这种情况时，应及时寻求医生的帮助，进行全面评估。医生可能会建议进一步检查，以确定体重下降的具体原因，并制订相应的治疗方案。

（张 坚 李娇娇）

三、老年人需要减肥吗

肥胖是一个众所周知的健康隐患，它与一系列的疾病有着紧密的联系。最常见的健康问题包括所谓的“三高”——高血压、高血糖和高脂血症，这些都与肥胖有关。肥胖还可能导致其他并发症，比如睡眠呼吸暂停、关节炎等。对于中青年人来说，考虑到肥胖带来的疾病风险，减肥可以带来获益。但是，对于老年人来说，体重与健康问题之间的关系相对复杂得多。特别对于体弱、高龄（80 岁及以上）老年人，减肥带来肌肉减少，多系统功能下降。所以并不推荐老年人积极自主减肥，而是应在医师指导下进行体重控制。

听专家说

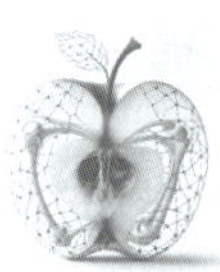

关于老年人是否应当减肥这个问题，我们必须从多角度进行综合考量。中国疾病预防控制中心的专家们在一项发表于国际心血管领域顶尖期刊的研究中指出，对于 80 岁及以上的高龄人群，体重指数（BMI）与死亡风险

之间可能存在负相关关系，即在BMI大约为28.0千克/米^{2}时，死亡风险可能最低。这提示判断老年人群肥胖的标准与中青年人是不同的。

在减重干预时，往往会同时减少脂肪和肌肉量。随着年龄的增长，人体的成分会发生改变，肌肉量的减少在老年人中较为常见。如果简单地减肥，可能会进一步减少肌肉量，甚至可能引发肌少症。肌少症与日常生活活动能力下降、生活质量降低、跌倒和骨折风险增加等问题紧密相关。而且，不恰当的减肥方法，如单纯节食，可能会导致营养不良，进而产生不利的健康后果。因此，不推荐老年人进行减肥，特别是在没有专业医师指导下的减肥。

温馨提示

当我们进行老年人的体重管理时，重点应放在提高他们的生活质量和身体健康上，而不仅是简单地减少体重。对于老年人中那些因健康等原因必须减肥的人，应在医生的悉心指导下制订减肥计划，以确保减肥过程中的安全，同时得到最大健康益处。合理的减肥计划应该包含摄入充足的优质蛋白，并配合适合的锻炼活动。

（张　坚　李娇娇）

第三节 老年人的食管问题

一、老年人为什么容易发生胃食管反流

胃食管反流病（gastroesophageal reflux disease，GERD），是胃、十二指肠内的胃酸、胃蛋白酶、胆汁中的非结合胆盐和胰酶等反流至食管，引起不适症状的一种疾病。烧心是其标志性症状，表现为胸骨后“灼热”感从胃或下胸部向上涌，并上窜至颈部、喉咙，偶尔还会向背部放射。胃食管反流病是老年人的常见问题，为什么老年人容易发生胃食管反流？

听专家说

胃食管反流病是由多种因素造成的消化道动力障碍性疾病，是抗反流防御机制和反流物攻击之间失平衡的结果。

1. 增龄相关的消化道功能下降：①食管下括约肌松弛或张力下降，老年人的食管胃连接部功能不全，导致其无法有效关闭，从而增加胃内容物反流入食管的风险；②老年人的食管蠕动能力减弱，使得食管清除反流物的能力降低；③随着年龄的增长，胃的排空速度可能减慢，使得胃内压力增加，容易导致反流。

2. 尤其是存在下列情况，更进一步增加胃食管反流风险。如肥胖引起腹压增加、饱餐后引起胃内压增加；进食某些食物（如高脂饮食、巧克力）、药物（如钙通道阻滞剂）或食管裂孔疝（部分胃经膈肌食管裂孔进入胸腔）等可以加重食管下括约肌

松弛。

3. 老年人可能面临更多的心理压力和焦虑，这些情绪因素可能影响胃食管的功能。

健康 加油站

如何诊断胃食管反流病

胃镜检查：对于具有反流症状的老年人，特别是症状发生频繁、程度严重、伴有报警症状（吞咽困难和/或吞咽疼痛、出血、贫血、消瘦或反复呕吐等）或有肿瘤家族史的患者，如果可以耐受，则建议行胃镜检查。胃镜可确定有无反流性食管炎以及有无合并症和并发症（如食管裂孔疝、食管炎性狭窄、食管癌等），并进行疾病严重程度分级。

质子泵抑制剂（拉唑类药物）诊断性治疗：对于有烧心和反流症状，但不能耐受胃镜且无报警症状的老年人，可以应用质子泵抑制剂（拉唑类药物）诊断性治疗 1~2 周，服药后如症状明显改善，则支持酸相关性胃食管反流病的诊断。

（孙晓红　王秋梅）

二、胃食管反流会带来哪些健康风险

通常大家会认为胃食管反流病是消化道疾病，大家熟知的是，其可以引起反酸和烧心症状，但不仅如此，其还可以给患者带来其他的不适，引起一系列其他的健康风险和并发症。

听 专家说

胃食管反流可能带来的健康问题和风险

食管炎：反复的胃酸反流会刺激食管黏膜，引起损害，导致食管炎。

食管狭窄：长期的食管炎可能导致食管瘢痕形成，引起食管狭窄，造成吞咽困难。

呼吸系统疾病：反流的胃内容物可能被吸入气管和肺部，引起肺炎、支气管炎、哮喘等呼吸系统疾病。

咽喉炎和声音嘶哑：胃酸反流到咽喉部，可能导致咽喉炎、声音嘶哑，甚至喉部狭窄。

牙齿腐蚀：胃酸反流到口腔，可能导致牙齿表面的矿物质溶解，引起牙齿腐蚀。

睡眠障碍：夜间反流会影响睡眠质量，导致失眠、睡眠中断，甚至睡眠呼吸暂停。

生活质量下降：反流的症状会影响患者的日常生活和工作，降低生活质量。

心理影响：持续的不适和疼痛可能导致患者出现焦虑、抑郁等心理问题。

健康加油站

胃食管反流病患者，如何预防和管理胃酸反流

首先，要进行生活方式调整，日常生活中要注意以下几个方面。

（1）避免饱餐：分散饮食，避免一次性进食过多，减少胃内压力。

（2）睡前 2~3 小时不宜再进食，白天进餐后不宜立即卧床。

（3）抬高床头 15~20 厘米（可减少卧位及夜间反流）。

（4）肥胖者减轻体重可以减少反流。

（5）戒烟、禁酒。

（6）降低腹压（避免穿紧身衣等）。

（7）避免可能加重反流的药物或食物。

其次，根据情况再采用药物治疗。对于生活方式调整后仍有持续反流症状的老年人，必要时可以应用质子泵抑制剂（拉唑类药物）治疗，轻症患者按需用药，重症患者可先短期规律用药治疗 6~8 周，后再根据症状管理按需用药。

（孙晓红　王秋梅）

三、老年人为什么会出现吞咽困难

吞咽困难，是指患者在吞咽食物或液体时感到困难的一种症状。老年人吞咽障碍问题比较常见，一项针对中国老年人吞咽障碍的 meta 分析显示，60~69 岁、70~79 岁、≥80 岁老年人的吞咽障碍患病率分别为 21.0%、28.0% 和 41.0%。老年人为什么会出现吞咽困难？

听专家说

老年人容易发生吞咽困难的原因是多方面的，主要包括以下几个方面。

1. 人体老化的影响

肌肉功能减退：随着年龄的增长，咽喉和食管肌肉的力量和协调性下降。

唾液分泌减少：老年人体内唾液分泌减少，唾液对食物的润滑作用减弱。

神经反射减弱：老年人群中常有

神经系统退行性变化，如帕金森病、阿尔茨海默病等，会减弱吞咽反射。

2. 疾病的影响

口腔和咽喉疾病：牙齿脱落、口腔感染、咽喉炎症等疾病，会影响食物的咀嚼和吞咽过程。

食管疾病：食管炎、食管狭窄、食管肿瘤等疾病。

神经系统疾病：中风、帕金森病、阿尔茨海默病等神经系统疾病会直接影响吞咽反射。

3. 药物因素

老年人常需要服用多种药物，某些药物可引起口干、肌肉松弛等。

4. 生活方式和环境因素

饮食习惯：老年人因为牙齿问题或口味变化而选择软食或流质食物，长期如此可引起吞咽功能退化。

生活环境：独居、缺乏适当照顾等与吞咽困难风险增加有关。

健康 加油站

有吞咽困难的老年人该怎么办

对于有吞咽困难的老年人，应及时进行医疗评估和治疗，同时进行适当的生活方式调整和康复训练，具体如下。

吞咽功能评估：由言语治疗师、营养师、医生组成的团队对患者的吞咽功能进行全面评估。

对病因进行治疗：如抗感染、手术切除肿瘤、食管狭窄介入扩张或支架置入等。

药物治疗：使用促胃肠动力药、抗酸药等改善症状。

康复训练：进行吞咽练习，增强吞咽肌肉的力量和协调性。

营养支持：定期进行营养状况评估，口服营养补充或经胃肠营养置管肠内营养或静脉置管肠外营养，确保患者获得足够的营养。

心理支持：鼓励家属参与，共同应对由吞咽困难带来的焦虑、抑郁等情绪问题。

（孙晓红　王秋梅）

四、长期无法经口正常进食会带来哪些潜在的风险

经口进食是人体获取能量和营养素的主要途径。通过食物摄入，人体可以获得蛋白质、脂肪、碳水化合物、维生素、矿物质等必需营养素，以维持正常的生理功能和健康状态。长期无法经口正常进食会带来哪些潜在的风险？

听专家说

长期无法经口正常进食，无论是吞咽困难、疾病导致的食欲减退还是其他原因，都可能带来一系列潜在的健康风险。

1. 无法摄入足够的蛋白质、维生素、矿物质等营养素，可能导致营养不良。

2. 长期营养不良可能导致体重减轻，引起肌肉萎缩。

3. 营养不良可能导致免疫力下降，使身体更容易受到感染。

4. 能够自主进食有助于保持个体的独立性和尊严，长期无法正常进食可能导致抑郁、焦虑等情绪问题。

5. 饮食是社交活动的一部分，无法正常进食可能影响患者的社交生活。

6. 不经常使用口腔进食可能导致口腔卫生状况恶化，增加口腔疾病的风险；不使用吞咽肌肉可能导致吞咽功能进一步退化；长期不使用消化系统，消化酶分泌减少，可能导致消化系统的消化功能减退。

健康加油站

对于长期无法经口进食的患者，如何降低潜在风险

1. 应定期进行营养评估和医疗监测，及时调整营养支持方案，保证摄入足够的营养。

2. 尽可能地进行吞咽功能康复训练，以恢复正常的进食功能。

3. 心理支持和社交互动也是提高患者生活质量的重要方面。

五、如何保证吞咽困难的老年人摄取充足的营养

足够的营养摄入是维持人体健康、预防疾病、促进康复的基础，对个体的整体健康和福祉有着深远的影响。对于有吞咽困难的老年人，如何能确保其获得足够的营养摄入呢？

听专家说

需要全面评估老年人的具体营养摄入情况和营养需求，再制订个体化的方案。主要干预措施如下。

1. 营养评估

由营养师对老年人的营养状况进行全面评估，包括体重、身高、肌肉量、饮食习惯和营养素摄入量等。

2. 饮食调整

吞咽功能的专业评估，根据吞咽功能情况调整食物质地，并可根据营养需求调整营养密度。

3. 营养支持

营养补充：如果日常饮食无法满足营养需求，可以考虑使用营养补

充剂。

管饲营养：对于严重吞咽困难的患者，可能需要通过鼻饲管或胃造瘘管给予营养支持。

肠外营养：在无法通过消化道进食的情况下，可能需要通过静脉给予肠外营养。

4. 其他

在专业人士的指导下进行吞咽功能康复训练；教育家属如何为吞咽困难的老人准备食物和进行营养支持。创造一个安全、舒适的进食环境，降低误吸风险。帮助老人应对由吞咽困难带来的情绪问题。

通过上述措施，进行综合管理，以保证吞咽困难老人的营养摄入需求，提高他们的生活质量。

健康 加油站

吞咽困难的老年人，如何进行营养状态监测

以下是一些监测方法。

（1）定期测量体重：监测体重变化趋势以及是否在正常范围。

（2）营养摄入记录：记录老年人每日的食物和液体摄入量，包括种类、分量、频率等。

（3）关注老年人的一般状态和体力变化，以及是否有营养不良的迹象，如皮肤干燥、头发稀疏、指甲脆弱、体力下降等。

（4）定期与医生、营养师、言语治疗师等专业人士沟通，综合评估老年人的营养状况。

通过上述方法，可以有效地监测吞咽困难的老年人是否摄入足够的营养。如果发现营养摄入不足，应及时调整营养支持计划，以确保老年人的健康和福祉。

（孙晓红　王秋梅）

第四节 老年肌少症问题

一、老年肌少症是病吗？原因是什么

老年肌少症是个严重的问题，不仅会使老人容易受伤、跌倒，还可能使寿命变短。2016 年，肌少症已经被列入国家疾病分类，拥有了自己的疾病编码，可以认为肌少症是一种疾病。在 60~70 岁的人群中，每 10 个人就有 1 个受到肌少症的影响，而在 80 岁以上的人群中，这个比例升至 2 个人中就有 1 个。了解肌少症并予以重视对于提前预防和管理这种疾病至关重要。

听专家说

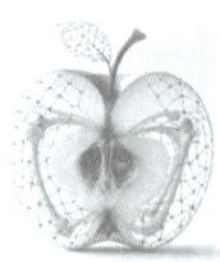

肌少症，也叫肌肉衰减综合征，是随年龄增长而发生的骨骼肌含量下降，伴有肌力减弱和 / 或肌肉功能下降的临床综合征。2016 年，肌少症被世界卫生组织（WHO）列入国际疾病分类，拥有了自己的疾病编码 M62.84。这标志着肌少症作为一种具体的肌肉疾病，已经得到了正式的认可和关注。肌少症的病因尚不完全清楚，多种机制可能参与其中，主要包括以下几点。

1. 年龄增长

随着年龄的增长，肌肉就像老旧车辆的零件一样，自然磨损后它们的修复速度也会慢下来。这就导致肌肉量开始减少，力量和灵活性也会随之下降。

2. 久坐不动

如果不经常活动，肌肉就会逐渐失去原有的强度和功能，就像车辆长时间不使用会生锈、发动机效率下降一样。

3. 激素和代谢变化

当身体缺少某些帮助肌肉生长的

激素，或者身体里的炎症因子增多时，就好比身体内部的化学工厂出了问题，生产肌肉的效率就会下降。

4. 营养不良

随着年龄的增长，如果出现食欲减退、牙齿和吞咽问题，或消化吸收功能减退，肌肉就可能得不到足够的营养来维持其结构和功能。如果没有足够的蛋白质“原料”，就无法有效地修复和建造肌纤维，导致肌肉质量和力量下降。

5. 慢性疾病

慢性疾病对肌肉的影响就像是一系列不断的打击。糖尿病、骨质疏松症或者长期的炎症，会不断削弱肌肉的功能，有点像是车辆持续受到小故障的困扰，最终可能导致车子彻底报废。

健康 加油站

肌肉含量简单自测方法

指环实验：自己拇指与示指环扣形成指环，小腿垂直于地面，用指环环扣自己小腿最粗的位置，如果指环比小腿粗即为肌肉量减少。

小腿围：用软尺自测小腿围，男性≤34 厘米，女性≤33 厘米，可能提示肌肉量减少。此方法仅为初步筛查，如需精确测量建议咨询医生。

（康 琳　李娇娇）

二、肥胖肌少与肌少症有什么区别

一提起肌少症，我们眼前总会浮现出消瘦的身形和萎缩的肌肉，对于体形正常或者体形偏大的人，我们很少会怀疑他们有肌少症。实际上，超重甚至肥胖的人，也可能出现肌少症，这种状况被称为“肌少症性肥胖”，简称“肥胖肌少”。

听专家说

肌少症是随年龄增长而发生的骨骼肌含量下降，伴有肌力减弱和 / 或肌肉功能下降的临床综合征。肥胖肌少是肌少症和肥胖共存的状态。肌少症和肥胖对健康都有着独立的不良影响，两者同时并存产生协同作用，使肥胖肌少带来的健康问题远比单纯的肌少症或单纯肥胖更加严重。

肥胖肌少与肌少症的区别

诊断方法：要确定一个人是否有肌少症，医生会看这个人的肌肉多不多（肌肉量），力气大不大（肌力），能不能正常活动（肌肉功能）。对于肥胖肌少，医生还得检查这个人的脂肪多不多（脂肪含量）。

临床意义：患有肥胖肌少的人同时有肥胖和肌肉不足的双重问题。除了肥胖常见的健康风险，如心血管疾病、2 型糖尿病、某些类型的癌症以及骨骼和关节问题，肌肉量的减少和功能减退还可能导致身体功能受损，增加跌倒和骨折的风险，甚至导致生活自理能力下降。

干预措施：肌少症的干预更多关注建立和维持肌肉量，而肥胖肌少的干预则需要同时解决过多的脂肪和不足的肌肉量这两个问题。对于肌少症患者，通常的处理方法是吃得好一点，多运动，尤其要确保提供足够的热量和蛋白质。而对于肥胖肌少，因为同时要兼顾肥胖的处理，要求既低热量又富含优质蛋白的饮食方案。

温馨提示

肥胖肌少让我们认识到，体重不总能准确反映一个人的整体健康状况。体重超标的人，可能存在肌肉量不足和肌肉功能减退的问题。因此，不能仅仅根据体重来评价健康状况，关注肌肉量和肌肉功能同样重要。在评估健康状况时，我们应该考虑更全面的指标，如体脂率、肌肉量、肌肉功能等。

（康 琳　李娇娇）

三、肌少症及肥胖肌少的营养干预策略

无论是肌少症还是肥胖肌少，积极干预对于增强个体的身体功能、提升生活质量、降低跌倒和慢性疾病的风险等至关重要。肌少症与肥胖肌少均涉及肌肉质量和肌肉功能下降，但营养干预策略各异。

听专家说

肌少症患者需要保证足够的热量摄入并补充优质蛋白，而肥胖肌少患者则需要低热量及优质蛋白摄入。除了增加肌肉量和力量，肥胖肌少人群还需要减脂，同时避免体重过快减轻而对肌肉和骨骼造成负面影响。两者营养干预应在专业营养师指导下进行，确保安全性和达到最佳效果。

肌少症及肥胖肌少营养干预策略

热量：对于患有肌少症的老人，摄入足够的热量尤为重要，每天每千克体重摄入 25~30 千卡的能量，这样身体就不需要“拆解”肌肉来补充能量。对于肥胖肌少的老年人，需要减掉多余的脂肪，又不能损失宝贵的肌肉，适量减少热量摄入（每天减少 200~700 千卡）有助于减轻体重、保护肌肉量，同时需要配合高蛋白饮食和微量营养素的补充。

蛋白质：肌肉是由蛋白质构成的，因此足够的蛋白质摄入对于维持和增加肌肉质量至关重要。推荐每日蛋白质摄入量为 1.2~1.5 克 / 千克；选择富含亮氨酸等支链氨基酸的优质蛋白，如瘦肉、鱼类、禽类、豆类、奶制品和蛋。将蛋白质所需量均衡分配到一日三餐。

维生素和矿物质：如维生素 D、钙和镁对于保持肌肉功能和骨骼健康非常重要。维生素 D 激活可促进蛋白质合成。当老年人血清 25- 羟维生素 D[25(OH)D] 低于正常值范围时，建议补充维生素 D 的量为 800~1 000 单位 / 天。

健康
加油站

蛋白质和其他营养素是肌肉构成所需的“建材”，运动则是搭建和加固“肌肉大楼”的工人。营养干预结合抗阻运动、有氧运动及平衡运动能让肌肉更健康。抗阻运动如坐位抬腿、静力靠墙蹲、举哑铃、拉弹力带等是主要方式。有氧运动可选快步走、慢跑、健身舞、太极拳、五禽戏、八段锦等。平衡运动则包括并足站立、半足前后站立等静态训练，或直线行走、侧身走等动态训练。

（康 琳　李娇娇）

第五节 生命终末期问题

一、终末期患者的饮食安排建议

一般将生命的最后 6 个月称为生命末期，生命的最后两周称为临终。但有人反对这个说法，认为只要人能够交流的时候都不应该称为临终。无论时限如何，毋庸置疑的是这个时期食欲减退和体重下降很常见；恶心、便秘、口腔溃疡、义齿（俗称假牙）不好用、咀嚼困难，以及吞咽费力等都是可能影响食欲的原因。

听专家说

在这个时期强迫患者进食可能会增加他的不适感觉，临终的患者单纯不进食并没有多大危害，确保不脱水更重要一些。此外，老人可能出现味觉改变，吃饭的口味会变化，应由患者自主决定食物种类、数量以及吃饭的时间。

如何增加进食

（1）设法增加进食但不强迫患者进食。

（2）为了增进食欲，可以加入调味料，尝试不同种类和组合，并找出患者喜欢的口味。

（3）早餐很重要，尽可能质量高一些；多选择高蛋白食物，如鸡蛋、家禽和鱼类肉、豆腐等。

（4）进食普通饮食量太少时，可以考虑加用一些肠内营养制剂，可以少量多次，慢慢饮入。

（5）食物盛在小盘子里，不要放在一个大盘中。

（6）流质食物可能比固体食物更适合老人，一顿少量，一天多次，5 次或 6 次均可接受。

（7）冷藏食品的味道会减少，可能适合那些不喜欢某些特殊气味食物的患者。

（8）全家围拢就餐有助于提升进餐气氛，并增进交流。

健康
加油站

口腔护理会让老人感觉很舒适，可以避免溃疡、减少异味、提高食欲

协助刷牙：注意水温；不用牙膏；使用软毛牙刷；神志不清时，可以用蘸有温水的软毛牙刷轻柔摩刷牙齿、牙龈和舌头；如有义齿也要清洗，义齿不用的时候，浸泡在专用溶液中。

漱口：每两小时漱一次口；神志不清的患者，可以蘸漱口水擦洗口腔；避免使用含有酒精的漱口水；漱口不能代替刷牙。

唇部护理：建议使用水溶性润滑剂；油性产品，如凡士林、植物油等容易加重唇部溃疡和感染，且有误吸风险，对神志不清的患者更应该注意。

（陈　伟）

二、终末期老人厌食的原因和后果

在生命的末期，许多老人会出现食欲减退的情况，医学上称之为“终末期老人厌食”。这一现象不仅关系到老人的生活质量，还可能影响其健康状况和寿命。了解终末期老人厌食的原因及其可能导致的后果，对于提供适当的关怀和支持至关重要。

听专家说

终末期老人厌食的原因

生理因素在这一现象中扮演了重要角色。随着年龄的增长，老人的新陈代谢减慢，身体对能量的需求减少，自然导致食欲减退。此外，味觉和嗅觉的减退也是常见原因，这降低了老人对食物气味和味道的感知，降低了进食的欲望。药物不良反应也不容忽视，许多终末期老人需要长期服用各种药物，其中一些可能会抑制食欲。

除了生理原因，心理因素和环境因素同样重要。孤独、抑郁或认知功能下降等心理状态的变化，都可能让老人失去进食的兴趣。而缺乏适宜的就餐环境，如安宁、舒适的用餐氛围，也可能影响老人的食欲。

接下来考虑厌食带来的后果。最直接且严重的是营养不良，这不仅会加剧体重下降，还会导致免疫力下降，增加感染的风险，延长疾病的恢复时间。营养不良还可能引发肌肉萎缩和骨质疏松，进一步限制老人的活动能力，降低生活质量。

长期厌食还可能影响心理健康，加重抑郁和焦虑症状。在心理和生理的双重打击下，老人的生活满意度可能会大幅下降，进而影响其与家庭成员和社会的互动。

健康加油站

解决终末期老人厌食问题需要多方面的努力。改善饮食环境和调整饮食习惯是基础，例如提供色香味俱佳的食物，创造舒适的用餐氛围。在医疗方面，适当调整药物，治疗口腔问题等，以减少对食欲的影响。心理支持同样不可或缺，定期进行心理咨询，鼓励老人参与社会活动，有助于改善其心理状态，激发进食欲望。

总之，终末期老人厌食问题是一个复杂的现象，涉及多方面的因素。家庭、医疗专业人员以及社会都应关注这一问题，从多个角度出发，采取综合措施，旨在改善老人的饮食状况，提高他们的生活质量，给予他们更多的尊重和关怀，使其在生命的最后阶段享受尊严和舒适。

（陈　伟）

三、如何为终末期老人进行营养补充

人工营养支持作为满足不能正常进食者营养需要的支持手段，已广泛用于生命末期、持续性植物状态、严重认知损害、晚期肿瘤等终末期患者。但是，如何实施营养支持尚无定论，而营养支持的终止更是存在着巨大的伦理争议。

听专家说

欧洲肠外肠内营养学会（ESPEN）的《老年人营养与水化治疗指南》推荐：肠内肠外营养和水化治疗都应视为药物治疗，而非基本护理。因此，仅在有切实机会改善或维持患者的状况和生活质量时才使用。

1. 何时启动营养支持

肠外营养需要静脉置管和医师处方，启动最基本要求是接受者可从中获益。临床改善以及防止进一步恶化都是患者的相关目标。相反，对于任何治疗在预期不能使患者获益的情况下，都不应启动。由于全身状况和疾病恶化，进食困难、消化吸收障碍和分解代谢增加等情况更为严重，终末期患者的自主摄入严重不足，营养不良加重。但人工营养支持并不能延长生命，也难以满足能量需求。此时应以缓解症状、减轻痛苦为主。

2. 如何实施营养支持

营养处方不再以补充营养物质为目的，而应考虑给予适宜的液体摄入，纠正脱水和电解质紊乱。如果达不到预期目标，应尽早停止。在何种情况下不实施或撤除人工营养，无论在学术界、法律界还是社会上都存在争议。因此，中华医学会相关专家共识建议：对于终末期患者不实施或终止人工营养的问题，应在审慎评估的基础上，尊重患者本人（清醒有行为能力者）或家属、法定监护人（无行为能力患者）的意见，做出不实施或终止的决定。

健康加油站

对于老年患者，虽然随着年龄的增长，共患病/合并症也增多，营养的预期获益有可能不如青壮年，且并发症风险增加，但仍应该根据每个人的不同状况，制订个体化方案，以满足其营养需求。在实施过程中应定期监测营养支持效果与并发症，及时处理，避免并发症加重。对于终末期患者来说，家庭肠外营养也视为缓和医疗的一部分，目的应以缓解症状、减轻痛苦为主，而非满足营养需求或延长生存期。

（陈伟　宁晓红）

四、终末期老人补充水的必要性

当老人经历衰老和疾病时，即使接受各种治疗，大部分仍会经历进食和饮水逐渐减少的过程，然后离世。这是终末期老人的普遍规律，因此，用“饿死或者渴死”这样的表述并不准确。

听 专家说

1. 为什么不能喝水了

由于疾病和衰老，脑神经的受损和/或咽喉部位负责吞咽的肌肉功能的异常，终末期老人吞咽功能会突然或者逐步下降，表现为不会咀嚼或者含着食物或水不往下吞咽，也有很多是吞食物或喝水的时候会呛咳，表示食物误入了气管。对有误吸的老人就不建议饮水了。

如果造成这个情况的疾病是慢性的、不可逆的，那么恢复饮水功能也很困难。

2. 需要补充水分吗

是否给老人补水，需要根据预计生存时间以及照顾目标来综合判定。如果生存时间以月计，且照顾或治疗的目标是尽量延长生命，则需要补充水分和营养；如果生存时间以周或者以天计，且照顾目标是“舒适”，那么补充水分（和营养）的目的也应当是增加舒适，就必须注意补充的细节，不能因为“补水”增加痛苦。

3. 有哪些方法可以补充水分

补水包括全身补水和局部补水。

（1）全身补水可以通过饮水或静脉输液。

（2）口腔黏膜补水对接近生命终点、不能饮水且口干的老人非常重要，效果好于全身补水。做法是用海绵棒蘸取清水、淡柠檬水、淡茶水清洁和涂抹口腔。保湿啫喱对一些患者有效。

健康加油站

为何补水不当会加重终末期老人的不适

1. 在有误吸的情况下进食或饮水，会导致呛咳和肺部感染。呛咳是非常痛苦的，而肺部感染则导致发热、咳嗽、憋气等多种痛苦。

2. 用输液的方法进行全身补水，量多的情况下会出现胳膊、腿和躯干浮肿，导致腹水增多和腹胀，胸腔积液增多和憋气，嗓子里出现喀啦喀啦的痰鸣音等痛苦表现，这些都是终末期老人的常见痛苦，可以通过控制液体量来避免或者减轻。

3. 对预计生存时间为 1 个月的患者，每天入液量为 500~1 000 毫升。需要根据具体情况调整，有时需要进一步减少或停止补水。

（宁晓红）

第六章

疾病人群营养篇

第一节 肝脏疾病与营养

一、肝脏在我们身体中扮演着哪些关键角色

肝脏位于绝大多数人的右上腹，重 1 200~1 500 克，是人体最大的腺体。通过代谢合成各类营养物质，满足人体生理功能的需要。肝脏分解代谢生成葡萄糖，负责脂肪的消化、分解、转运，合成几乎所有血浆蛋白质，维持人体生理功能。此外肝脏在维生素的吸收、储存、运输和代谢方面发挥着重要作用。

听专家说

肝脏在营养物质代谢中与全身各组织器官密切相连，但当摄入营养物质过多时，合成的甘油三酯便积存在肝脏中形成脂肪肝。如果肝功能因各种损伤出现下降，可导致身体发生一系列的问题，健康状况恶化，甚至危及生命。

1. 如何判断肝脏出现了问题

肝脏疾病常见的不适症状有乏力、食欲减退、厌油、腹胀和发热等，严重时小便颜色如浓茶样。病情进一步恶化时可出现言语混乱、行为异常、嗜睡等。

常见的异常体征有皮肤和眼睛发黄，且和病情严重程度相关。部分患者可看到面部毛细血管部位扩张，出现肝掌和蜘蛛痣等。腹部胀满，可有压痛和反跳痛，可触及肿大的肝脏和/或脾脏，移动性浊音阳性，双下肢水肿，部分患者扑翼样震颤、踝阵挛试验阳性，更严重时呈昏迷状态。

2. 如何诊断肝脏疾病

当下列检查出现问题时，应诊断肝脏疾病。

（1）常见的丙氨酸氨基转移酶（ALT）、天冬氨酸氨基转移酶（AST）、总胆红素（TBil）、白蛋白（ALB）等化验异常时。

（2）甲型、乙型、丙型、丁型和/或戊型肝炎病毒指标异常时。

（3）体格检查发现肝病相关异常体征时。

（4）肝脏影像学检查提示肝脏形态异常或有异常占位性病变时。

此外，一些肝病需要自身抗体系列、基因检测等协助诊断，必要时需通过肝脏穿刺获取组织进行病理分析。

健康加油站

肝脏疾病的常见症状

一般表现：乏力、食欲减退、厌油，部分患者有发热症状，严重时可出现皮肤、巩膜黄染和小便呈浓茶水色等。

消化系统表现：恶心、呕吐、腹胀、腹痛的症状，部分患者可出现大便颜色变浅等。

神经系统表现：病情严重的患者可出现言语混乱、嗜睡、昏迷等。

肾脏系统表现：尿液深黄、尿量减少等。

（孟庆华）

二、如何保护肝脏健康

肝脏在维持人体健康状态中非常重要，功能复杂。如果出现异常，影响非常明显。因此需要做好肝脏的日常呵护，维持健康的状态。

听专家说

复杂的肝功能无法通过外部的仪器设备全部替代，肝病一旦诊断，早期积极治疗可以痊愈或者保持稳定，一旦肝功能受损严重或者慢性化则无法逆转，甚至只能通过肝移植挽救生命。

1. 有哪些常见的引起肝损伤的因素

嗜肝病毒感染：甲型、乙型、丙型、丁型和/或戊型肝炎病毒，EB病毒，巨细胞病毒等。

酒精性因素：长期饮酒超过5年，男性平均每日酒精摄入量超过40克，女性超过20克，且持续5年以上。或连续2周内频繁饮酒，超过80克/天。计算公式：酒精摄入量 = 饮酒量 × 酒精度数 ×0.8。

药物性因素：最多见的伤肝药是中草药及膳食补充剂。

不健康的生活方式：运动过少、作息不规律、暴饮暴食等。

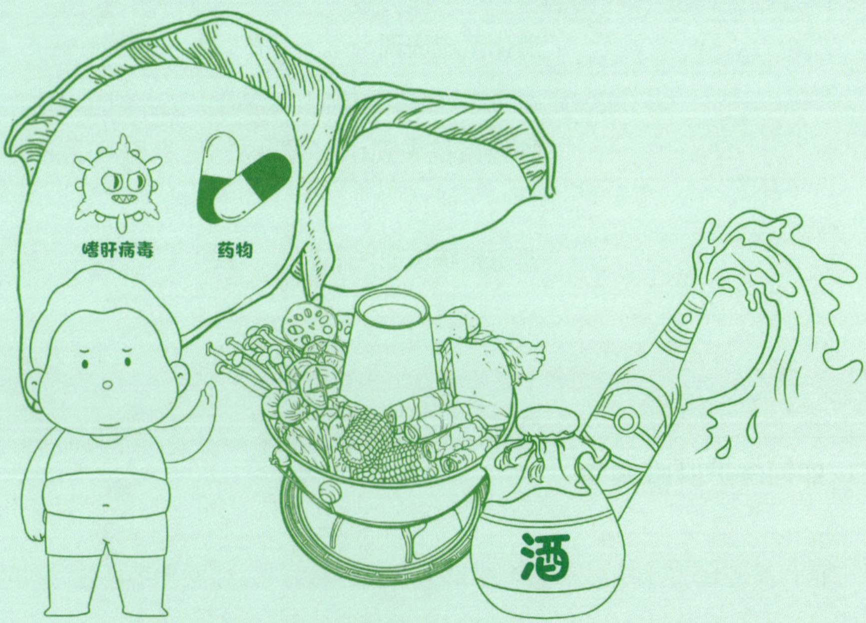

引起肝损伤的因素

2. 如何预防肝脏疾病

（1）清洁饮食，尽量避免生食，降低通过粪口途径感染甲型肝炎病毒和戊型肝炎病毒的风险。

（2）避免不安全性行为，降低乙型肝炎病毒和丙型肝炎病毒感染的风险。

（3）低盐低脂饮食，均衡饮食，避免暴饮暴食，控制摄入的食物总量。

（4）不吸烟、不喝酒，提倡健康的生活方式。

（5）避免接触或服用可能引起肝损伤的药物或毒物，因疾病服用药物需要在医生指导下用药。

如果发生肝功能异常，需要及时就诊，查找病因，并给予相应的治疗。

健康 加油站

常见的引起肝损伤的药物

抗生素类：许多抗感染药物如抗菌药和抗病毒药均可引起肝损伤，而抗结核药最为多见，如利福平、吡嗪酰胺等。

非甾体抗炎药：对氨基水杨酸钠、对乙酰氨基酚、布洛芬、阿司匹林等。

抗肿瘤药：环磷酰胺、环孢素、异环磷酰胺、白消安、甲氨蝶呤、巯嘌呤、吉西他滨、顺铂、卡培他滨等。

传统中药：何首乌、薄荷、柴胡、黄芪、雷公藤、番泻叶、菊三七、鱼藤、蓖麻子等。

由于个体差异，肝损伤不局限于上述药物，和发病人群的机体敏感性密切相关。减小药物使用强度，减少其发生的可能性。

（孟庆华）

三、脂肪肝是如何形成的

脂肪肝是一种常见的肝脏疾病。随着生活水平的提高和生活方式的改变，我国脂肪肝的发病率逐渐升高，并呈年轻化趋势。脂肪肝患者常无明显的不适症状，脂肪肝还被戏称为“富贵病”，导致对其缺乏足够的重视。但殊不知这不起眼的“小病”却与心血管疾病、慢性肾脏病及肝硬化、肝癌等疾病密切相关。

听专家说

脂肪肝是一种由遗传因素及生活方式共同导致的慢性代谢性肝病，长期饮酒、暴饮暴食及不规律作息等不良生活习惯在其发生发展中起到重要作用。肝脏是人体脂肪代谢的重要场所，过量摄入高能量食物、久坐少动等不良生活方式会使肝脏中脂肪合成增加，久而久之就形成脂肪肝。

1. 脂肪肝会导致哪些疾病

肝脏疾病：长期脂肪肝会引起肝细胞持续损害，导致肝炎及肝硬化，同时也增加了原发性肝癌的发生风险。

糖尿病：脂肪肝与2型糖尿病可谓是“狼狈为奸”，脂肪肝可以促进糖尿病的发生及进展，而糖尿病所致胰岛素抵抗会加重脂肪肝。

心脑血管疾病：脂肪肝还增加冠心病、心房颤动（简称“房颤”）及出血性脑卒中的疾病风险。

2. 如何治疗脂肪肝

纠正不良生活方式是脂肪肝治疗中最根本、最重要的措施。

调整饮食结构：多食新鲜水果、绿色蔬菜、谷物及富含不饱和脂肪酸的食物，减少高糖、高脂、高热量食物摄入。

适度锻炼：在控制饮食的同时坚持每周3~5天有氧运动，有助于改善脂肪肝。

控制体重：对BMI ≥24千克/米^{2}的人群，采取饮食、运动及药物等减重措施能有效改善甚至逆转脂肪肝。

调整生活方式：戒烟戒酒，避免熬夜。

健康
加油站

哪些人群需要警惕脂肪肝的发生

有脂肪肝家族史者：脂肪肝具有一定的遗传性及家族聚集性，有直系亲属患脂肪肝者需要加以警惕。

合并代谢性疾病者：肥胖、2型糖尿病及代谢综合征患者更容易发生脂肪肝。

长期大量饮酒者：大量饮酒者易形成酒精性脂肪肝。

生活习惯不健康者：有久坐少动、熬夜、三餐不规律、暴饮暴食等不良生活习惯者，容易发生脂肪肝。

（郎　韧）

四、什么因素会引发肝硬化，又会带来哪些严重后果

慢性肝病患者病情进展引起肝内纤维组织增生，正常结构严重异常，最终形成肝硬化。常见病因包括乙型肝炎病毒和/或丙型肝炎病毒感染、酒精、肥胖、自身免疫因素、药物、遗传代谢因素和血吸虫病等。发生肝硬化后可出现胸腔积液、腹水、食管胃底静脉曲张、腹腔感染、肝性昏迷、原发性肝癌和肝衰竭等。

听 专家说

肝硬化是我国常见的消化系统疾病，病因以乙型肝炎病毒感染最多。多见于20~50岁男性。检查有无乙型肝炎病毒或丙型肝炎病毒感染，有针对性地治疗，戒烟戒酒，均衡饮食，都是减少肝硬化发生的重要措施。

1. 如何判断肝硬化

肝硬化可出现面色晦暗、肝掌、蜘蛛痣、消瘦等体征，结合多种实验室检查指标可明确诊断。

血常规检查：白细胞、红细胞、血红蛋白、血小板下降。

肝功能检查：丙氨酸氨基转移酶、天冬氨酸氨基转移酶、总胆红素、白蛋白、胆碱酯酶、血氨等异常。

凝血功能检查：凝血酶原时间、凝血酶原活动度、国际标准化比值（INR）等异常。

胃镜检查：门静脉高压性胃病、食管胃底静脉曲张等。

影像学检查：肝脏形态异常，比例失调，门静脉增宽，胸腔积液，腹水等。

2. 如何治疗肝硬化

一般治疗：适当运动，均衡饮食，有严重并发症时卧床休息。

对因治疗：乙型和/或丙型肝炎病毒感染时积极抗病毒治疗。嗜酒者积极戒酒，肥胖者减重等。

对症治疗：有胸腔积液、腹水时低盐饮食，补充人血白蛋白，进行利尿治疗。有严重食管胃底静脉曲张时，服用普萘洛尔、卡维地洛等药物，有急性出血时进行内镜或介入治疗。合并感染时积极抗感染治疗。血氨升高时服用利福昔明、门冬氨酸鸟氨酸等药物和通便治疗。营养支持，增加蛋白质摄入，睡前加餐。

健康加油站

肝硬化患者的常见症状

皮肤表现：面部发暗，毛细血管扩张，颈部和前胸部可有蜘蛛痣。

手部表现：手掌鱼际部位和手指内侧面出现粉红

色斑块。

消化系统表现：腹胀，食欲减退，厌油，移动性浊音阳性等。

神经系统表现：神志改变，行为异常，严重时发生昏迷等。

（刘松涛）

五、如何通过日常饮食加强防护，降低慢性肝病的发生风险

引起肝病的因素很多，不健康的饮食方式是其中之一。积极治疗肝病的同时，提倡健康的饮食方式非常重要，低盐低脂饮食、不饮酒、适当增加蛋白质和新鲜蔬果的补充都非常重要。

听专家说

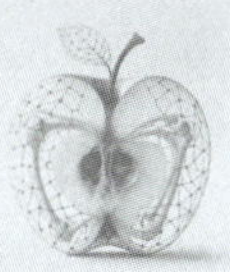

肝脏作为体内营养物质代谢的枢纽，一旦功能持续受损，致使各类营养物质缺乏，则机体免疫功能异常，难以维持正常生理功能，增加发生各种疾病的风险。及时合理的营养干预可延缓病情进展。

1. 哪些饮食习惯与慢性肝病相关

高糖高脂饮食：长期大量摄入高糖高脂饮食，导致肝脏代谢能力不足，转化为甘油三酯沉积在肝脏中，发展为脂肪肝且慢性化。

嗜酒：长期大量饮酒，导致肝脏的乙醇代谢障碍，肝细胞持续损伤，导致甘油三酯沉积，逐渐进展至肝硬化，甚至发生肝癌。

进食含有大量亚硝酸盐的食物：剩菜剩饭、腌制食物和熟肉制品一般均含有亚硝酸盐，长期食用可损伤肝脏且慢性化。

食用霉变的食物：许多霉变食物含有黄曲霉毒素，长期食用可导致肝脏受损，甚至发生肝癌。

2. 如何通过饮食预防慢性肝病

（1）适当增加优质蛋白的补充，多食用蛋类、乳制品、鱼、禽或者瘦肉等。

（2）低盐低脂饮食，多吃新鲜蔬果，减少食用腌制品。

（3）确保食物的多样性，避免食用坚硬、难以消化的食物。

（4）减少食用剩饭剩菜，减少食用含有亚硝酸盐的肉制品，充分加热。

（5）避免食用变质的食物。

（6）适量饮水，严禁吸烟饮酒。

（7）当正常饮食无法满足机体需要时，添加膳食补充剂或特殊医学用途配方食品。

健康加油站

常见引起慢性肝病的食物特征

高脂饮食：脂肪占每日食物供给热量的比例超过30%。

高糖饮食：碳水化合物占每日食物供给热量的比例超过65%。

含亚硝酸盐较多的食物：肉类罐头、卤肉制品及腌制食品，例如火腿肠、泡菜、榨菜等食品。不新鲜的蔬菜和烹调后未食用完的剩菜也会产生亚硝酸盐。

含有黄曲霉毒素的食物：霉变的花生、大豆等，发霉的玉米、小麦、大麦等，发霉的棉籽和植物油也含有黄曲霉毒素。

（刘松涛）

六、肝癌患者的营养支持策略有哪些

肝癌是我国最常见的恶性肿瘤之一，良好的营养状态是提升治疗效果、改善总体预后的重要基础。但由于摄入减少、肿瘤消耗、肝功能异常等多种原因，超过 80% 的肝癌患者随着病情发展出现营养不良，因此合理的营养支持在与肝癌的斗争中发挥着至关重要的作用，是抗肿瘤综合治疗的重要组成部分。

听专家说

1. 肝癌患者营养支持的意义

古人云“兵马未动，粮草先行”，充足的粮食是保证部队战斗力的关键，在与肝癌的斗争中也是如此。良好的营养状态能够帮助肝癌患者维持健康的机体和器官功能，确保在与肝癌斗争中身体始终处于“满血状态”。

提升治疗效果：目前手术、介入治疗、靶向治疗和免疫治疗等方案均能有效控制肝癌进展，而营养支持则能进一步提升治疗效果。

增强机体免疫力：营养支持可提升机体免疫功能，减少免疫低下所致的肿瘤进展。

改善肝功能：肝癌患者常合并肝炎及肝硬化所致的肝功能异常，营养支持可以营养肝细胞，促进肝功能恢复。

2. 如何改善肝癌患者的营养状态

加强营养教育：营养教育是营养支持的基石，要充分意识到加强营养的重要性，理解如何进行恰当的营养补充。

补充适量蛋白质：除合并严重肝功能异常或肝性脑病的患者外，肝癌患者可保持正常的蛋白质摄入，增加肉、蛋、奶等优质蛋白的补充。

加强维生素补充：肝癌患者常合并脂溶性维生素缺乏，在日常膳食中可以选择富含脂溶性维生素的食物加以补充。

适度增加膳食频次：肝癌患者可以适量增加膳食频次，少食多餐，睡前加餐，在增加食物摄入的同时可减轻消化道负担，促进吸收。

健康
加油站

如何判断肝癌患者合并营养风险

在日常生活中，体重指数（BMI）和体重变化是评价肝癌患者是否存在营养风险的主要指标，近期BMI或体重明显下降的肝癌患者可能合并营养风险。此外，进食减少、消瘦等也是提示营养风险的重要表现。对于此类肝癌患者应尽早前往营养科评估营养风险，制订营养支持方案。

（郎　韧）

第二节 胆道系统疾病与营养

一、胆囊和胆道系统的生理功能

胆道系统起源于肝脏，各级胆管逐渐汇聚成肝总管，再与胆囊管汇合，开口于十二指肠。肝脏分泌的胆汁，经由胆道系统输送至肠腔参与消化过程。胆汁不仅可以促进脂肪的消化和吸收，还能抑制肠道有害菌的增殖和内毒素的吸收，并参与糖脂代谢、调节免疫，在维护人体健康中起重要作用。

听专家说

肝脏分泌的胆汁，为黄绿色的黏稠液体，经逐级的胆管流入梨状的胆囊贮存起来并被浓缩。胆汁的主要成分包括胆汁酸、胆色素、胆固醇、卵磷脂和钠、钾、钙等离子。胆汁分泌到肠道后，在小肠的末端被重吸收，经门静脉回流到肝脏，再次进入胆道系统，形成不断的循环，医学上称之为肠肝循环。胆汁酸的肠肝循环对脂类的消化吸收有重要的意义。

1. 胆汁的生理功能

（1）乳化脂肪，促进脂肪的消化吸收。

（2）参与胃肠动力的节律调控，维护正常的胃肠功能。

（3）参与糖脂代谢，影响代谢性疾病的发生发展。

（4）在胆道和小肠发挥抗微生物作用。

（5）影响肠黏膜屏障和肠道菌群，参与体内免疫调节。

胆汁酸相关信号通路的研究有可能为脂肪肝、糖尿病等代谢综合征以及炎症性肠病等免疫相关疾病的治疗提供新的手段。

2. 识别胆道系统的报警信号

（1）胃大部切除术后、胃肠功能减退、有胆道系统病史的人群，出现口苦、烧心的症状，需要警惕胆汁反流性胃炎的发生。

（2）饱餐后发生上腹或两肋的饱胀不适，往往提示患有胆囊结石或胆囊息肉。

（3）餐后出现上腹痉挛性疼痛需要警惕胆道结石。

（4）肿瘤、结石、炎症等原因造成胆道系统梗阻或胆汁流动不畅，胆红素入血使皮肤呈现黄色，称为黄疸，严重时尿液呈浓茶色，大便呈白陶土色，皮肤由于胆汁酸的刺激出现瘙痒，出现这些症状时需要尽早就医。

健康加油站

如何维护胆道健康

1. 避免暴饮暴食，少吃油腻、油炸食品。
2. 重视锻炼，规律运动。
3. 早餐吃好，规律饮食，避免长时间禁食。
4. 尽早识别胆道“求救信号”，定期体检。

（迟　雁）

二、急性胆囊炎患者应该如何调整饮食

急性胆囊炎是由胆囊管阻塞和细菌侵袭引起的胆囊炎症性疾病。典型临床表现为右上腹或剑突下阵发性绞痛，可伴有发热、恶心、呕吐等临床症状。

听专家说

急性胆囊炎是临床常见的急腹症之一，约 95% 的患者合并有胆囊结石。急性胆囊炎多数情况是结石堵塞胆囊管所致，进食油腻食物或暴饮暴

食是其诱因。体格检查中以右上腹或剑突下压痛为主，肝区叩痛也很明显，实验室检查可有白细胞和中性粒细胞增高，C 反应蛋白增高，部分患者可出现肝损害表现。超声检查和计算机断层扫描（CT）可以发现胆囊增大、胆囊壁增厚和胆囊结石等现象。急性胆囊炎可合并急性胰腺炎。急性胆囊炎首选保守治疗，禁食和静脉输液是基础治疗，可使用广谱抗生素，疼痛症状较重者应给予镇痛处理。病情持续加重或高龄老人，也可选择经皮肝穿刺胆囊引流或急诊行胆囊切除术。急性胆囊炎治疗效果较好，但保守治疗后易复发，因此对合并胆囊结石者，可在 1~3 个月内选择腹腔镜下胆囊切除术。

1. 急性发作期的饮食管理原则

急性胆囊炎发作的初期（2~3 天）应禁食，接受静脉输液补充身体所需的水和电解质。待到疼痛症状明显缓解后，可序贯经口摄入水、米汤、白粥、鸡蛋羹等，也可口服整蛋白型肠内营养剂或特殊医学用途配方食品中的全营养素替代米汤和白粥，后者更利于患者康复。

2. 院后恢复期的饮食策略

为降低胆囊炎复发概率，饮食上应以清淡为主，少食多餐避免摄入不足。对于存在营养风险的患者，特别是老年人，可接受口服营养补充，并应每周监测体重变化。如体重持续下降，应去医院营养科或肝胆外科就诊，分析体重下降的原因，并采取营养干预措施。为避免急性胆囊炎再次发作，可择期接受胆囊切除术，去除病因。

健康 加油站

急性胆囊炎后如何调整饮食结构

1. 急性发作第一周要控制饮食，以清流饮食为主。

2. 居家恢复的前两周应清淡饮食。

3. 少食多餐弥补摄入不足，减少营养缺失。

4. 饮食基础上的口服营养补充安全有效。

（朱明炜）

三、胆石症的成因与风险控制

胆石症是常见的消化道疾病，随着生活节奏的加快和饮食习惯的改变，其发病率不断攀升。胆石症的形成与遗传背景、饮食和环境因素密切相关。养成健康的生活方式和良好的饮食习惯，保持合理的膳食结构，有助于预防胆石症的发生。

听专家说

肝脏每天分泌 800~1 000 毫升胆汁，经由各级胆管流入胆囊贮存。胆囊将肝脏分泌的胆汁浓缩，在进食时分泌到肠道，促进脂肪的消化和脂溶性维生素的吸收。胆汁的主要成分包括胆汁酸、胆固醇、卵磷脂、胆色素及钠、钾、钙等。在某些情况下，胆汁内的固体成分沉积形成结石。

1. 胆石症是如何形成的

（1）胆汁成分改变，胆固醇过饱和析出形成胆固醇结石，或胆色素水平升高形成胆色素结石。

（2）胆道梗阻或狭窄，胆汁引流不畅，淤滞形成结石。

（3）反复感染等因素引起胆管上皮或胆囊黏膜损伤，促发结石的产生。

（4）长时间禁食使胆囊收缩不良，胆汁排出障碍，形成胆囊结石。

2. 养成良好的饮食习惯，预防胆石症形成

膳食结构和饮食习惯是形成胆石症的易感因素中可以调控的因素，对预防和治疗结石有重要的意义。

胆石症形成的饮食高危因素包括以下几方面。

（1）暴饮暴食，胆汁大量分泌，胆囊出现强收缩，出现胆囊炎或胆绞痛。

（2）长期或大量进食高脂食物，如动物内脏、肥肉、鱼子、油炸食品等，加重肝脏和胆囊的负担。

（3）进食过多甜食可加速胆固醇累积，形成胆固醇结石。

（4）不吃早餐，一夜浓缩的胆汁无法排出，长时间存留于胆囊。

（5）饮食无规律，长时间禁食使胆囊内的胆汁存留时间过长。

（6）饮食长期过饱，加重肝脏负担。

（7）不注意饮食卫生，导致胆道中以蛔虫卵或蛔虫残体为核心的结石产生。

健康加油站

结石的好发人群

1. 肥胖患者结石风险高，过快减重亦不可取。

2. 肝硬化、糖尿病患者需定期进行腹部B超检查。

3. 孕期肝胆负担加大，警惕结石产生。

4. 长期服用避孕药，胆囊动力减低，容易发生胆汁淤积。

5. 长期久坐，不爱运动，造成胃肠蠕动减低，胆汁分泌异常，是结石的好发因素。

（迟　雁）

四、胆囊切除后的饮食策略

胆囊切除术是临床上最常见的外科手术之一。由于胆囊是消化器官，胆囊切除会在一段时间内影响患者的正常进食，合理调整饮食结构是促进术后康复的重要举措。

听专家说

胆囊切除术是治疗胆囊结石、急慢性胆囊炎、胆囊息肉等疾病主要的外科治疗方法。目前95%以上的胆囊切除术可以在腹腔镜下完成，术后恢复较快。虽然多数患者术前胆囊功能已不正常，切除胆囊后消化功能受影响不明显，但还是有少部分患者术后会出现各种不适症状，如不明原因腹痛、进食后腹胀、大便次数增多或腹泻等。胆囊切除术后合理调整饮食有助于加速恢复过程。

1. 胆囊切除术后早期的饮食调整

胆囊切除术对消化功能有一定影响，术后早期饮食控制非常重要，少量饮水是饮食恢复的序曲，无不适感觉可过渡到米汤、白粥、鸡蛋羹等清淡食物，也可口服肠内营养制剂，饮食不足部分可通过静脉输液补充。一旦能够进食半固体食物如米粥或烂面等，即可出院回家调养。

2. 出院后的饮食策略

胆囊切除术后出院患者的饮食短期内以清淡软食为主，少食多餐是适应胃肠功能不足的较好方法。对于存在营养不良特别是高龄老年患者，可接受口服营养补充，并应每周监测体重变化。若出现大便次数增多或腹泻情况，应在除外肠炎（大便化验无异常）等情况后，给予蒙脱石散或黄连素控制大便次数。胆囊切除术后饮食是可以完全恢复到正常的，但需要2~3周的适应过程，逐渐增加饮食量和油腻食物种类是稳妥的饮食调整策略。

健康加油站

胆囊切除术后如何调整饮食结构

1. 术后早期清淡软食和少食多餐。
2. 饮食恢复循序渐进。
3. 增加口服营养补充安全有效。
4. 出现腹泻先做大便化验。

（朱明炜）

五、胆管结石围手术期的饮食调整策略

除了常见的胆囊结石，肝内和肝外胆管中存留的结石同样带来很多健康隐患。营养和饮食因素作为预防及减少结石复发的重要手段，应贯彻疾病防控始终。

听专家说

胆管结石分为肝外胆管结石和肝内胆管结石。胆汁内胆固醇浓度过高，以及胆道系统的狭窄、梗阻和反复的感染均是胆管结石发生的高危因素。我国肝内胆管结石的发生率高于国外，其原因可能和蛔虫致胆道感染有关。随着微创手术技术的进步和腹腔镜、内镜的发展，胆管结石的治疗形成了以综合评估，腹腔镜、胆道镜、十二指肠镜联合的多镜微创治疗模式。良好的生活饮食习惯和合理的膳食结构是预防结石及防止复发的重要手段。

1. 取石前的饮食策略

合理的饮食方案能帮助胆管结石患者减少发作，缓解病情。少吃油腻高脂食物和辛辣食物以减少对胆道的刺激，并补充蛋白质预防营养不良。胆管结石患者胆汁分泌异常，食欲减退，可适当食用一些开胃消食的食物如山楂、乌梅等。

2. 取石后的饮食策略

结石的手术治疗并非一劳永逸，术后结石易复发，饮食因素是导致术后结石复发的重要环节。术后逐渐添加饮食，早期宜清淡、好消化，但要注意优质蛋白的补充，以禽肉、鱼类、奶制品等为佳，可适当补充豆类。恢复后也要注意均衡饮食，动物油脂等饱和脂肪酸、反式脂肪酸、精制糖的摄入，油炸、煎等高温烹调方式都是结石复发的风险因素。忌烟酒和辛辣食物以减少刺激，多进食植物油、坚果、深海鱼、牛油果等富含多不饱和脂肪和单不饱和脂肪的食物，以及富含纤维素的全谷物和蔬菜水果，适当饮用含咖啡因的饮料，均有一定预防胆管结石复发的作用。

健康
加油站

饮食中怎样预防胆管结石的产生

均衡、规律饮食是防治胆管结石的重要手段。

1. 注意饮食饮水卫生。

2. 避免长期高脂饮食和长期素食。

3. 避免油腻、高糖、高热量饮食。

4. 做菜方式以炖、烩、蒸为主。

5. 规律饮食，坚持食用早餐。

6. 多吃富含膳食纤维和维生素的食物，包括绿叶蔬菜、粗粮、水果等。

（迟　雁）

第三节 胰腺疾病与营养

一、胰腺在保护我们的健康中扮演着什么角色

胰腺是人体非常重要的消化器官，位于中上腹，在胃的后方，横置于腹后壁第 1~2 腰椎体平面。胰腺为扁平长条状，长 17~20 厘米，重 82~117 克，呈灰红色。胰腺为实质脏器，可分胰头、胰颈、胰体、胰尾四部分。

听专家说

1. 胰腺主要有内外分泌功能和消化食物等功能

分泌：胰腺有内分泌腺和外分泌腺，内分泌腺主要分泌胰岛素、胰高血糖素、生长激素和胃泌素等物质。胰岛素具有促进肝糖原和肌糖原的合成以及促进葡萄糖进入肌肉和脂肪组织的功能，从而达到降低血糖的目的。胰高血糖素能够促进肝糖原和肌糖原的分解，维持机体血糖的平衡。外分泌腺主要分泌胰蛋白酶、糜蛋白酶、胰淀粉酶等消化酶，这些酶具有中和胃酸，帮助消化糖类、蛋白质和脂肪等作用。

消化：胰腺细胞分泌的激素和消化酶可协调胃酸（胃液中有助于消化的核心成分）适当分泌，并帮助消化道完成食物的消化与吸收。

胰腺对于机体是很重要的器官，在日常生活中暴饮暴食或过多摄入高脂饮食、长期喝酒，这些都是导致胰腺炎发生的重要因素，因此要注意控制自己的饮食习惯和行为，来预防胰腺炎的发生。

2. 胰腺对维持人体健康意义重大

（1）保证人体血糖的平衡，对控制血糖和防治糖尿病起到至关重要的作用。

（2）对饮食中的糖、脂肪、蛋白质及微量元素的消化发挥不可替代的作用。正常的胰腺功能保障人体的营养物质被消化吸收，保障人体的生长发育和健康，减少机体由于营养问题而产生的一系列问题。

（3）胰腺组织含有大量的淋巴细胞，参与机体的免疫调节，可以对抗病原微生物的侵袭，维护机体的健康。

（王化虹）

二、急性胰腺炎患者如何进行饮食调整

急性胰腺炎是多种原因导致胰腺组织自身消化所致的胰腺水肿、出血及坏死等炎症性损伤。临床上以急性上腹痛及血清淀粉酶或脂肪酶升高为特点。胰腺是人体重要的消化器官，分泌多种消化酶，因此饮食也是影响急性胰腺炎的重要因素。过度进食导致胰液分泌过多，加重胰腺负担，进而导致急性胰腺炎加重。尤其是荤食和油脂食物是胰腺炎的重要诱因。此外，过量饮酒也是急性胰腺炎的重要危险因素。对于急性胰腺炎患者而言，饮食指导是重要的防治方法。

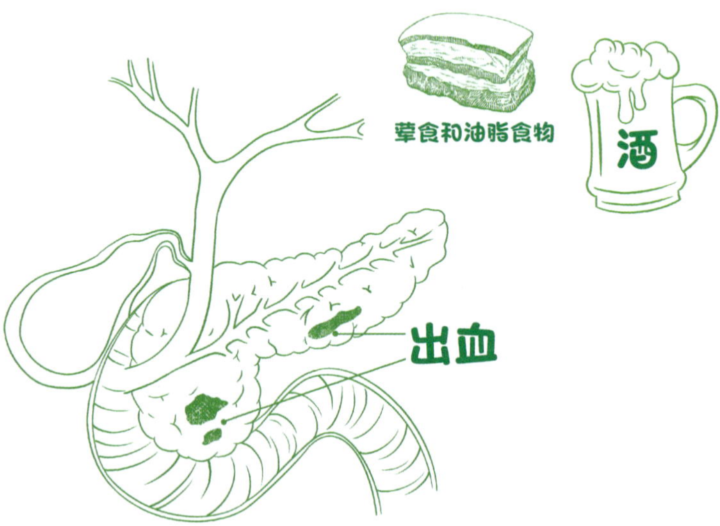

胰腺炎的饮食诱因

听专家说

1. 针对急性胰腺炎的预防，生活中要养成规律的饮食习惯，避免暴饮暴食，通过少食多餐维持胰腺的正常分泌功能。

2. 在日常饮食中，要尽量保证膳食均衡、清淡。平时避免大量摄入高脂肪、高糖、高蛋白食物。烹饪方式多选用煮、蒸、炖等，避免烤制、爆炒，控制食用油的用量。

3. 戒烟戒酒对急性胰腺炎的预防也起到重要的作用。

4. 急性胰腺炎患者，在急性发作期，应该严格禁食，减轻胰腺的负担。一般禁食时间为1~3天，症状缓解后，开始尝试经口进食，应该在医生指导下呈阶梯状恢复饮食。渐渐由进食无脂清流质食物，过渡到低脂半流质食物，最后回归到固体食物。进食量个体差异较大，建议逐步增加，以进食后无不适为宜。

5. 缓解期一般为发病后的第1~2个月，此时恢复饮食不久，宜少食多餐，细嚼慢咽，尽量选择清淡、少油、易消化的饮食。

6. 恢复期，一般是发病后的第3个月开始。此时病情逐渐稳定，胃肠功能进一步改善，宜食用好消化、营养丰富的食物，可适当增加蛋白质类食物的摄入，逐渐增加食物的丰富程度，但仍应适量，低脂饮食。

温馨提示

总而言之，急性胰腺炎患者需要注意饮食和生活习惯，通过科学、合理的饮食和生活方式，尽力减轻胰腺负担，促进胰腺恢复，确保治疗效果。同时，患者还应该积极锻炼，维持健康体重，防止超重和肥胖。劳逸结合，健康生活，定期复查，积极监测和控制，避免胰腺炎复发。

（崔红元）

三、面对慢性胰腺炎，我们的饮食策略是什么

慢性胰腺炎是由各种因素造成的胰腺组织和功能的持续性、永久性损害。胰腺出现不同程度的胰腺组织萎缩、胰管变形变窄、胰腺组织纤维化及钙化，造成不同程度的胰腺外分泌和内分泌功能障碍，临床上主要表现为腹痛、腹泻或脂肪泻、消瘦及营养不良等胰腺功能不全的临床表现。

听专家说

我们的饮食策略

（1）慢性胰腺炎急性发作如果与进餐有关，必要时要禁食，进行针对急性胰腺炎的有效治疗。非急性发作期的慢性胰腺炎患者要根据自体消化吸收营养情况进餐，最好进食容易消化吸收的食物，减少食物对胰腺的刺激。要求尽量食用高碳水化合物和低脂肪的易消化饮食。

（2）蛋白质的供给量每日 60 克，其中包括适量的优质蛋白。可以进食鱼肉、瘦肉、鸡蛋、羊肉等高蛋白质食物。

（3）脂肪的摄入量要严格限制，每日 20 克，逐步过渡到每日 40 克。

（4）在饮食中要控制膳食纤维，膳食纤维易消耗胰酶，阻碍蛋白质等营养物质的吸收。每日适量摄入 B 族维生素等维生素以及微量元素，可以食用新鲜的水果蔬菜，选择番茄、西蓝花、胡萝卜等食物。

（5）在烹调方法上多选用蒸、煮、烩、炖等用油少的烹调方法。

（6）少食用易胀气的食物，如白萝卜、洋葱、粗粮、干豆类等。避免刺激性食物，忌饮酒，忌食用动物内脏和脂肪组织等。

（7）多选用易于消化的糖类，如红糖、蔗糖、蜂蜜等。因碳水化合物是能量的主要来源，每日可给予 300 克以上。要少食多餐，可以每日进餐 4 次或 5 次，防止暴饮暴食。

（王化虹）

四、急性胰腺炎术后患者如何恢复饮食

急性胰腺炎是由各种原因导致胰腺分泌的消化液中的胰酶被异常激活，进而导致胰腺组织自身消化的炎症性疾病，并可能引发其他器官功能障碍。多数急性胰腺炎经过保守治疗可好转，部分急性胰腺炎在进展为重症急性胰腺炎时需要进行手术治疗。

重症急性胰腺炎术后患者马上进食会刺激胃部以及十二指肠的分泌，从而造成胰腺外分泌增加。另外胰腺术后内分泌功能也受到影响，因此，患者在重症急性胰腺炎手术结束后无法立即恢复饮食，病情严重者术后甚至需要较长一段时间的禁食禁水以减轻胰腺的负担。因此，选择合适的营养支持方式和术后合理的饮食对于术后恢复有重要的意义。

听专家说

1. 急性胰腺炎术后的饮食恢复需要根据病情严重程度和胃肠功能的恢复情况来进行个体化指导，应该遵循主诊医生的饮食建议。

2. 胃肠功能恢复后可以开始尝试经口进食。总体采用少食多餐的方式，在初期的食物中尽量减少蛋白质和脂肪摄入，以流食为主，可进食米汤、藕粉等。

3. 当患者逐渐适应流食后，可逐渐转变为半流质食物或者软质食物，逐渐增加蛋白类食物的摄入。

4. 食物加工上也有技巧，可以选择一些蔬菜或是少纤维素的瓜果类。将蔬菜切成小段煮熟，水果去皮后切成小块。同时，肉类也应选择筋少容易咀嚼的部位并切成肉末或小块。

5. 在康复期，可以食用蛋白质和少量脂类物质，例如鸡蛋清、豆汤等。根据患者胰腺的内外分泌功能状态，基于患者恢复情况而进行合理饮食安排。

温馨提示

重症急性胰腺炎患者在术后的饮食上要注意循序渐进，注重自身体会，以不增加腹痛、腹胀等腹部不适症状为参考。在进食过程中，一定要保证速度慢，细嚼慢咽。在控制饮食的基础上也要注意每日保持充足的热量摄入，维持营养，可以适当添加全营养素粉剂以便更好地消化和吸收。术后要补充维生素及微量营养素，确保一定的日常活动量。按照医嘱，定期复查，及时调整饮食及其他治疗方式，以达到满意的康复效果。

（崔红元）

第四节 胃肠道良性疾病与营养

一、胃肠道消化液有哪些作用

消化液由胃肠道内的消化腺分泌，参与对食物的化学性消化，是为机体的新陈代谢不断提供养料和能量的重要基础。这些组分都在食物的消化过程中发挥着重要的生理功能，包括化学性消化、维持消化道酸碱环境、稀释食物和保护消化道黏膜等。

听专家说

1. 化学性消化

食物中的小分子营养物质可以在消化道内直接被吸收利用，而糖类、蛋白质和脂肪等大分子有机物必须分解为结构简单的小分子物质，才能被吸收和利用，这一过程通常由消化液中的各种消化酶完成。单一消化酶通常只催化单一类型大分子物质分解中的某一步骤，完整的化学性消化过程需要消化道多个部分中的多种消化酶参与。

2. 维持消化道酸碱环境

酶在最适宜的 pH 环境中才能发挥出最大活性，消化液中的无机离子可以为消化酶提供适宜的 pH 环境，以协助化学性消化的进行。

3. 稀释食物

消化液中大量的水能为化学性消化提供液体反应环境，并稀释消化产物，和无机离子共同作用降低肠内容物的渗透压，使之与血浆渗透压相等，有利于消化产物的吸收。

4. 保护消化道黏膜

消化液中的黏液成分能保护消化道黏膜免受理化因素的损伤，如食物残渣对肠壁的机械性刺激等。而消化液中含有的少量抗体可以抵抗病原微生物的侵害。两者均对消化道黏膜起重要保护作用。

健康 加油站

分泌消化液的消化腺包括唾液腺、胃腺、胰腺、肝脏、小肠腺和大肠腺。正常情况下，这些腺体每日分泌 6~8 升的消化液，其中绝大多数在小肠被重吸收回血液，少量在结肠吸收，剩余极少量随粪便排出。严重的呕吐、腹泻可能会导致消化液急性丧失，造成脱水，需要注意水盐的补充。

（杨　红）

二、消化吸收功能障碍患者应该如何调整饮食

消化吸收功能障碍是一种十分常见但临床表现差异很大的慢性症状，可表现为早饱、上腹胀、上腹疼痛、恶心、呕吐等。由于饮食会影响胃肠道营养状态和运动、感觉功能，饮食摄入在症状诱导中起着重要作用。研究表明，绝大多数患者可以通过调整饮食改善症状。

听专家说

1. 避免辛辣和高脂饮食

辛辣食物中的辣椒素加剧腹部不适症状。高脂饮食会导致胃排空减慢，胃蠕动紊乱等，显著增加腹胀、恶心、疼痛和饱腹感，同时消化吸收功能障碍患者，往往对脂肪更加敏感。

2. 建议低麸质和低短链碳水化合物（FODMAP）饮食

麸质和短链碳水化合物（FODMAP）都难以被消化吸收，具有渗透活性，FODMAP 还会在消化道内发酵产生异常气体。低麸质和低 FODMAP 饮食可以使得气体产生和

渗透负荷减少，相应刺激和腹部症状有所减轻。所以消化吸收功能障碍的患者不推荐含小麦的食物，推荐食用大米。

3. 少食多餐

不规则饮食（减少用餐次数）被认为和消化吸收功能障碍的发生相关。单次过大的进餐量会对消化道产生过重的负担，少食多餐可以有效减轻消化吸收功能障碍的症状。

4. 避免其他刺激性饮食

消化吸收功能障碍患者对酸的敏感性增加，应减少酸性食物，如柑橘类水果。咖啡因会加速胃肠蠕动进而诱发相关症状，消化吸收功能障碍的患者需要避免咖啡的摄入。饮酒同样会刺激消化道。此外，超加工食品中大量食品添加剂的存在也会导致消化吸收功能障碍症状加重。

温馨提示

合理调整日常饮食是缓解消化吸收功能障碍的有效方式，在关注饮食禁忌的同时，也要确保足量的营养摄入。此外，健康的生活方式，如运动、不吸烟、保持良好的睡眠习惯和情绪状态，既有缓解症状的作用，也可与合理饮食相互促进，达到更好的效果。

（杨　红）

三、胃食管反流病患者的营养策略

胃食管反流病是指由于食管下括约肌功能异常，胃液和胃内容物反流入食管并引起临床表现和病理变化的一种疾病。由于酸性的消化液与食物一起反流至食管，胃食管反流也称为胃酸反流或反胃。食管是负责运送食物的管道，食管下括约肌是一个位于食管与胃之间的阀门，当胃酸反流时，胃酸或食物将会通过食管反流到口腔中，胃酸就会刺激食管内壁，可能出现胸部灼烧感、胃灼热或胃酸过多性消化不良。偶尔出现的反酸或反胃未必是胃食管反流病，如果反流持续发生并多于一周两次，则考虑为胃食管反流病。

听 专家说

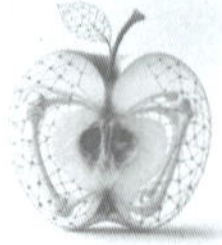

胃食管反流病的病因不明，可能与当食管在运动时，食管下括约肌松弛有关。解剖结构异常，如食管裂孔疝也可致病。食管裂孔疝是指位于腹腔的食管下括约肌甚至一部分胃经膈肌上的食管裂孔突至胸腔。正常人的膈肌能够帮助食管下括约肌阻止胃酸反流，当患有食管裂孔疝时，胃酸则更容易反流。食管裂孔疝可发生于各年龄段，但 50 岁以上人群更常见，多数患者无症状。

如何抵御胃食管反流病

过度肥胖、妊娠状态、吸烟等因素也会导致胃食管反流病。除了药物治疗和手术治疗，胃食管反流病还可以通过改变生活方式改善，主要有以下几方面。

（1）戒烟。

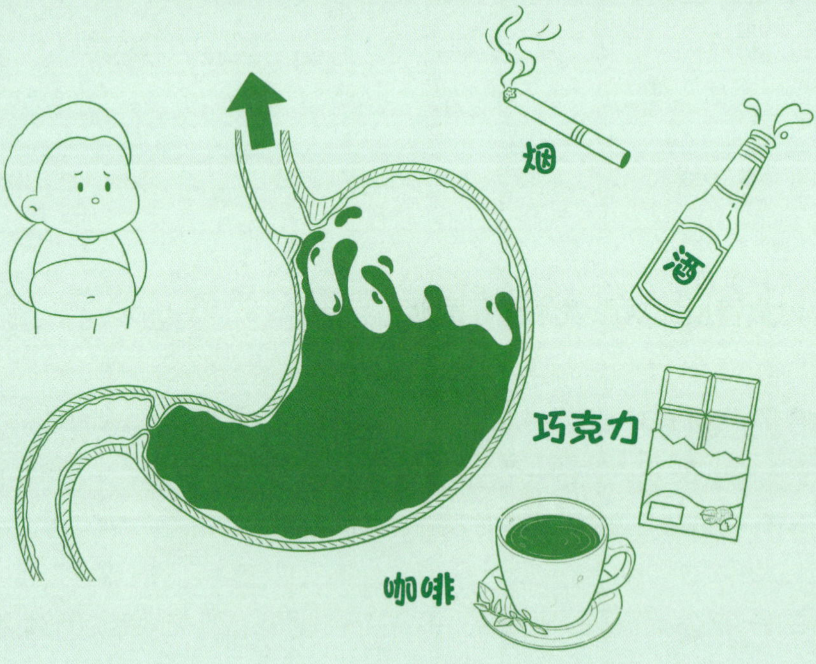

胃食管反流病的诱发因素

（2）避免可加重胃食管反流症状的食物和饮料，包括柑橘类水果、巧克力、含咖啡因或酒精的饮料、大蒜和洋葱、薄荷调味料、辛辣食物、番茄味食物（像意大利面酱、番茄辣椒酱、比萨等）、油炸和高脂肪的食物。

（3）食不过饱，每餐只吃7~8分饱。

（4）必要时减肥。

（5）穿宽松的衣服。

（6）饭后3小时避免躺着。

（7）将床头抬高15~20厘米，确保上身和头部都能抬高，仅添加枕头抬高头部是无效的。

健康加油站

胃食管反流症状持续该怎么办

若改变生活方式或药物治疗后胃食管反流病的症状未改善，则需要做一些特殊的检查。包括钡餐造影、胃镜、活体组织检查（简称“活检”）、pH监测等。当药物治疗与生活方式转变仍不能改善胃食管反流病的症状时，手术是一种选择，也是终身治疗的一种替代治疗。

（陈　伟）

四、呕吐或胃肠道梗阻患者应该如何调整饮食

呕吐及胃肠道梗阻在临床中较为常见。呕吐多与进食不当相关，频繁的呕吐则预示着某种疾患。胃肠道梗阻提示消化道病变的发生。呕吐或胃肠道梗阻可导致正常的消化、吸收功能减弱，此时的饮食应该做出相应的调整，以达到维持机体良好营养状况及内稳态稳定的目的。

听专家说

1. 呕吐、胃肠道梗阻的概念

呕吐是指胃内容物（食物、消化液等）通过逆蠕动方式经由食管、口腔排出的过程。

胃肠道梗阻是指消化道的内容物如食物、消化液、粪便等不能正常向远端肠道行进，无法顺利经肛门排出体外的情况。

2. 呕吐、胃肠道梗阻的可能原因

呕吐：①生理性呕吐，如早孕、低血压、晕厥、不良环境或气味等导致恶心、呕吐，多为人体保护性反射；②消化道疾病，如饮食不洁、大量饮酒后导致急性胃肠炎、消化性溃疡、胃潴留、幽门梗阻、肝硬化、胆囊炎、阑尾炎、胰腺炎等；③中枢性疾病，如颅内感染、脑血管疾病、头部外伤、癫痫等；④全身性疾病，如尿毒症、肝性脑病（又称肝性昏迷）、低血糖、甲亢、高热等；⑤前庭功能障碍，如梅尼埃病、迷路炎、晕动病等；⑥精神、心理因素，如癔症、神经性厌食、精神的强烈打击等。

胃肠道梗阻：多存在器质性病变。幽门梗阻、肠系膜扭转、肠套叠、肠道内疝、肠道占位性病变（如小肠、结直肠恶性肿瘤）等。

3. 呕吐、胃肠道梗阻对人体的危害

频繁呕吐、胃肠道梗阻持续加重不仅会给机体带来强烈的不适感和痛苦，也影响了营养物质的有效摄入，并可导致机体内稳态的失衡，如脱水、低钾及代谢性酸、碱中毒等，应及时就医诊治处理。

4. 呕吐、胃肠道梗阻的饮食调整

首先要做到的是禁食水，其次需要补液，保持内稳态稳定。更重要的是当症状缓解后开始恢复进食时，一定要遵循逐步递增原则，由流食到半流食，再到普通饮食。要少食多餐、细嚼慢咽。

健康加油站

假如呕吐、胃肠道梗阻症状不重，或症状较快缓解，则可逐步恢复经口进食。假如呕吐、胃肠道梗阻症状始终不见缓解，则需要立即就诊，寻找呕吐、胃肠道梗阻的病因，针对原发疾病进行积极治疗。

（樊跃平）

五、腹泻患者的营养策略

日常生活中，我们自己或身边的人偶尔会出现腹泻的情况。腹泻常常与饮食不洁、胃肠炎相关，而经常性腹泻、慢性腹泻则可能提示某些特定性疾病。腹泻期间，我们的正常经口进食量也相应受到影响，还会伴有无力、食欲减退等情况，这时需要正确调整进食策略，以维持机体水、电解质、酸碱平衡，保持良好的营养状况。

听专家说

1. 腹泻的概念

腹泻就是我们老百姓常常讲的拉稀、坏肚子、拉肚子。从医学上讲，每日排便超过三次，每日排便量超过200克，粪便不成形、质地稀薄、含水量大于85%即可视为腹泻。

2. 腹泻的类型

（1）按照病程分为急性腹泻和慢性腹泻。

急性腹泻：急性腹泻约80%为感染性，病程较短，症状较为严重。

慢性腹泻：多由内脏器官功能失调引起，病程较长，症状不稳定。慢性腹泻原因复杂多样，常见于结肠或小肠的疾病。

（2）按照病因分为感染性腹泻和非感染性腹泻。

感染性腹泻：可见于细菌性痢疾、

病毒性腹泻、急性胃炎、急性肠炎、阿米巴痢疾、肠结核、霍乱等。

非感染性腹泻:可见于食物中毒、肠易激综合征、炎症性肠病、放射性肠道损伤、结直肠恶性肿瘤等。

3. 腹泻对机体的危害

腹泻常常伴有腹部疼痛、恶心、食欲减退、进食受限、软弱无力等。短期内出现营养风险,往往伴随脱水、电解质紊乱、酸碱失衡的情况。严重的腹泻甚至可危及生命。

4. 腹泻患者的营养策略

腹泻患者往往食欲减退、进食减少,同时伴有脱水、电解质紊乱如低钾、高钠,因此腹泻期间须调整营养策略以应对、纠正上述情况。需要积极补充水分(饮水、口服补液盐或于医院积极输液)以纠正或避免严重脱水;需要进食易消化的流食、半流食,避免辛辣、油腻、过凉、过热的食物。

温馨提示

虽然腹泻较为常见,但是我们却不能掉以轻心。假如腹泻症状加重,则需马上急诊就诊,进行静脉补液、补充电解质及相应止泻治疗。若长期、间断反复腹泻,也应到医院消化内科就诊,查明慢性腹泻的原因,积极针对原发疾病进行治疗。

(樊跃平)

六、腹胀和便秘患者应该如何调整饮食

随着生活和饮食多样化,腹胀和便秘也成为影响大众健康的常见问题,这不仅影响生活质量,还可能是某些潜在疾病的信号。

听专家说

腹胀和便秘是常见的消化系统症状。腹胀主要是腹部肿胀或膨胀不适感，便秘是指排便次数减少、粪便性状改变和排便困难等。长期腹胀和便秘不仅会带来不适，影响日常生活，还会影响营养吸收，甚至会增加肠道疾病、肛肠疾病（如痔、肛裂等）的发生风险。我们需及时调整饮食策略，当症状出现时也应及时就医，查明病因并在医生指导下进行治疗。

腹胀和便秘的饮食策略

增加膳食纤维的摄入：膳食纤维是改善便秘和腹胀的关键营养素。它不仅能增加粪便的体积，使其更容易通过肠道，还能吸收水分，使粪便软化，减少排便时的阻力。因此，建议多吃富含膳食纤维的食物，缓解便秘，促进肠道健康，如蔬菜（菠菜、芹菜、西蓝花）、水果（苹果、香蕉、梨）、全谷物（燕麦、糙米、全麦面包）和豆类（黑豆、黄豆、绿豆）。

摄入充足的水分：充足的水分摄入对预防便秘至关重要。建议每天至少喝 8 杯水，水分能够软化粪便，使其更容易排出。应该尽量避免饮用可能加重便秘症状的饮品，如含糖或酒精的饮料。

均衡饮食，避免高脂高糖食物：高脂高糖食物的摄入影响肠道的正常功能，加重便秘和腹胀。建议保持均衡饮食，减少油炸、油腻和甜食的摄入，增加新鲜蔬果的比例，并且适量摄入优质蛋白，如鱼、禽、蛋和豆类，满足身体的营养需求。

适当摄入益生菌和益生元：益生菌和益生元有助于维护肠道菌群的平衡，促进肠道蠕动。益生菌主要存在于酸奶、发酵食品和益生菌补充剂。益生元能够被肠道内的有益细菌分解吸收，促进有益细菌生长繁殖，适当摄入有助于促进肠道健康。

养成良好的饮食习惯：长期良好的饮食习惯具有重要意义。建议定时定量进食，避免暴饮暴食和过度节食，细嚼慢咽有助于减轻胃肠道的负担。此外，规律的作息和充足的睡眠也有助于改善肠道功能。

（林国乐）

第五节 消化道肿瘤与营养

一、营养不良是否会影响消化道恶性肿瘤患者的预后

消化道恶性肿瘤是慢性消耗性疾病，常合并进食困难或吸收障碍，故营养不良问题尤为突出，这会加剧病情，增加并发症风险，甚至缩短生存期，显著影响预后。

听专家说

消化系统恶性肿瘤是世界上最常见的恶性肿瘤，严重威胁着我国国民身心健康，且是我国国民因癌死亡的第二大原因。我国肿瘤患者整体营养不良发生率为80%。营养状况对于患者的康复和治疗效果具有不可忽视的影响。

1. 营养不良与消化道恶性肿瘤的关系

消化道恶性肿瘤患者的营养不良通常表现为体重下降、食欲减退等。这些症状可能产生于：①肿瘤对营养的消耗；②治疗过程中的不良反应，如恶心、呕吐、腹泻等；③消化道肿瘤造成进食困难或营养吸收障碍。这些因素都可能使患者的营养状况恶化。

2. 营养不良对消化道恶性肿瘤患者预后的影响

营养不良不仅会降低患者的生活质量，还可能影响患者对治疗的耐受性，增加合并症的发生风险及严重程度，对患者的预后造成不良影响。

生活质量下降：长期的营养不良会导致患者体力下降、精神萎靡，严重影响生活质量，甚至使患者失去治疗

的信心。

治疗耐受性降低：营养不良患者在进行抗肿瘤治疗时，耐受性显著降低，更易出现不良反应，如恶心、呕吐、腹泻等，影响治疗效果。

免疫力下降，并发症增多，严重程度增加：营养不良还会增加并发症的发生率，如感染、吻合口瘘等，使治疗变得更加复杂和困难，延长住院时间，增加医疗负担。

3. 消化道恶性肿瘤患者如何改善营养状况

患者应定期进行营养评估，了解自身营养状况，并求助专业营养医师，口服营养或静脉营养支持。

健康 加油站

每个人的身体代谢状况不同，营养需求因人而异。同时，患者也需保持良好的生活习惯和心态，与医生积极配合抗肿瘤治疗，并与专业营养医师联合，完善营养支持。肿瘤会大量消耗营养，唯有守好营养这道关卡，才能在与肿瘤的“持久战”中赢得胜利。

（张小田）

二、胃肠道恶性肿瘤患者的营养干预策略是什么

胃是储存和初步消化食物的场所，肠道则承担着吸收营养物质和排泄废物的功能，胃肠道恶性肿瘤患者容易出现食欲减退、消化吸收不良、排便习惯改变等问题，营养不良发生率高达 40%，及早且全程的营养干预对于改善疾病预后至关重要。

听 专家说

能量和饱和脂肪酸摄入过多、膳食纤维摄入过少、高盐饮食等不良饮食习惯与胃肠道恶性肿瘤的发生发展密切相关。在疾病确诊初期患者就应尽早接受营养评估、教育或治疗，同时在抗肿瘤治疗全过程中，也应注意以下几点。

1. 改变膳食模式

在保证总能量充足的基础上，改变不良的饮食习惯，调整饮食结构。应增加的食物有：水产品、家禽、瘦红肉、蛋类、乳制品、大豆等高蛋白食物，富含膳食纤维和微量营养素的蔬菜、水果、全谷物等。应减少的食物有：饱和脂肪酸、加工肉制品、高盐腌制食物、酒精等。

2. 饮食软烂易消化

胃肠道恶性肿瘤患者存在消化不良、出血、梗阻等风险，因此食物应软烂细碎，避免食物摩擦刺激黏膜引起的消化道出血或梗阻。但如饮食为流食或半流食，则可能存在能量摄入不足的风险，应该增加餐次，或进行口服营养补充。

3. 重视蛋白质的补充

增加蛋白质摄入可以使身体处于正氮平衡状态，加快组织细胞的修复，提高机体免疫力。在各类蛋白质中，乳清蛋白的氨基酸评分和生物价最高，能最大程度被机体吸收利用，可作为饮食摄入不足时的补充来源。

健康 加油站

胃肠道恶性肿瘤患者需要重视的营养素

1. 铁、叶酸、维生素 B_{12} 与造血功能密切相关，且这些营养素的吸收主要在胃和小肠，因此胃肠道恶性肿瘤患者应增加瘦红肉、动物肝脏、新鲜蔬果等食物的摄入，以预防或纠正贫血。

2. 燕麦、水果、菌藻、坚果类食物富含水溶性膳食纤维，可以很好地软化大便、调节血脂血糖代谢，也能促进肠道益生菌增殖，维持正常肠道功能。

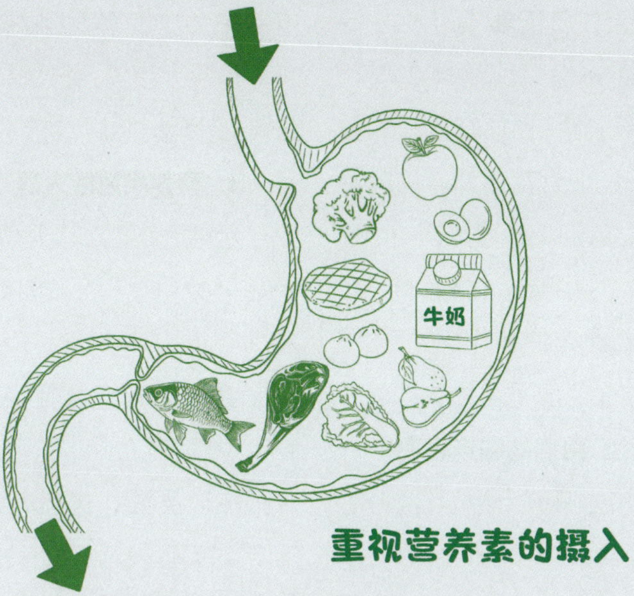

胃肠道恶性肿瘤患者需要重视营养物质摄入

（丛明华）

三、食管癌、胃癌患者的营养调理要点是什么

食管癌、胃癌是在中国乃至全球范围内癌症发病率和死亡率高居前 5 位的上消化道恶性肿瘤，疾病相关营养不良是导致死亡的独立危险因素。

听专家说

1. 食管癌、胃癌的病因

吸烟、饮酒是癌症的主要危险因素。高盐饮食，特别是腌制的含有亚硝酸盐的食物、过期或霉变的食物、辛辣烧烤食物，胃溃疡、慢性萎缩性胃炎、幽门螺杆菌感染、EB 病毒感染、长期营养不良、维生素缺乏、贫血、抑郁症、自身免疫性疾病、胃部分切除史、遗传因素及肿瘤家族史等，是胃癌的危险因素。肥胖，反流性食管炎，进食过热、过快及遗传因素等，增加食管癌的患病风险。

营养风险筛查、评估及合理的营养策略，对于维护食管癌及胃癌患者的身心状况及免疫功能，应对手术、放疗、化疗或肿瘤免疫治疗或靶向治疗、康复治疗或临终照护等，特别是延长生存期和提高生活质量至关重要。

2. 食管癌、胃癌的临床表现

上腹部不适、呃逆、嗳气、饱胀、早饱或隐痛，厌食、乏力、不明原因的体重下降、贫血、黑便或呕血、吞咽困难或不明原因腹泻，要警惕食管癌或胃癌等上消化道肿瘤，应及时就医。

3. 营养高风险人群

近期营养摄入减少、体重下降、低体重指数（成年人 BMI<18.5 千克/米^2，老年人 BMI<22 千克/米^2），接受大手术或放疗、化疗，贫血、低蛋白血症、腹泻、肠梗阻、感染等患者，均需要医护人员进行营养风险筛查和评估，及时制订或调整营养方案。

健康加油站

营养不良的预防和营养干预策略

1. 戒烟戒酒，避免辛辣及高盐饮食。

2. 少食多餐，流食或半流食为主，低脂饮食、足量饮水，有助于食物消化、代谢及排便。

3. 食物多样性，增加新鲜蔬菜、水果，补充维生素。

4. 食用富含蛋白质的食物，如：蛋类、乳制品（牛奶、酸奶）、鱼禽类、瘦肉、大豆制品等。

5. 膳食补充及口服营养补充。

6. 中重度营养不良患者可置入胃肠营养管，以补充肠内营养制剂；或静脉置管，以补充肠外营养制剂。

总之，营养疗法应作为癌症的基本治疗措施进行全程管理，充分发挥营养的免疫调节和维护生命的保障作用。

（于健春）

四、结直肠癌患者应该如何调整饮食

结直肠癌是一种严重威胁群众健康的疾病。由于结直肠癌可能影响患者的饮食，患者在治疗期间进食量减少，易出现营养不良，需要给予科学规范的营养治疗。结直肠癌患者在饮食上需要注意什么呢?

听 专家说

1. 手术治疗期间

术前：术前应选择少渣、软食，如面条、粥、蛋羹、肉末等；同时适当增加营养，可选择口服营养液或营养粉。为保证麻醉安全，手术前一天夜间 10 点以后禁食，夜间 12 点以后完全禁水。术前饮食应根据患者病情不同由主管医生进行具体指导。

术后：术后初期应遵医嘱，禁食禁水，以静脉补液为主；待胃肠蠕动恢复、排气后，可遵医嘱开始饮水。若无不适，1~2 天后可进流食，如米汤、藕粉、清鸡汤、清肉汤、蒸蛋羹、酸奶、口服营养液等。若无不适，2~3 天后可进半流食，如豆腐脑、馄饨、面条、蛋花粥、果汁、果泥、菜泥等，持续半个月到两个月。最后过渡到软食、普食，如面包、馒头等。注意少食多餐。逐渐增加食量，若出现腹胀不适，应酌情减量，适应之后再逐步加量。有肠造口的患者，可适当加快过渡到正常饮食的速度。

2. 辅助治疗期间

化学治疗：简称“化疗”，结直肠癌化疗最常见的不良反应是胃肠道反应。应禁止烟酒及辛辣、油炸、冷硬等刺激性食物，同时调整饮食结构，避免进食加重呕吐与导致腹泻的食物，如香蕉、核桃、肥肉等含油脂较多的食物。

放射治疗：简称“放疗”，放疗患者出现放射性肠炎，排便次数较多时，应尽量避免油腻食物、高纤维食物（如玉米、大麦、豆类、芹菜）、产气多的蔬果（洋葱、笋、萝卜、韭菜等）、刺激性食物及碳酸饮料等。

靶向治疗：对于接受靶向药物治疗的患者，西柚、石榴、杨桃是禁忌。

这些水果中的呋喃香豆素、柚皮苷和黄酮类化合物柑橘素会影响药物的代谢，使其不能及时被排出体外，引起不良反应。

健康 加油站

长期营养建议

结直肠癌患者术后应遵医嘱定期复查，饮食应富含优质的肉、蛋、奶，新鲜的水果、蔬菜及干果，适量摄入碳水化合物。戒除烟、酒及其他不良嗜好。

（林国乐）

五、肝、胆、胰恶性肿瘤患者的营养要点是什么

肝脏、胆和胰腺作为人体重要的消化和代谢器官，承担着合成和分泌消化液、参与营养物质代谢等功能，肝胆胰恶性肿瘤患者容易出现消化不良、进食障碍和代谢异常，应尽早接受营养评估和诊断，并根据代谢特征全程进行营养干预。

听 专家说

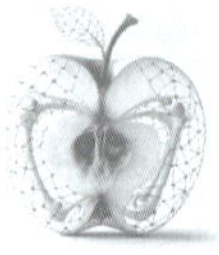

1. 肝脏恶性肿瘤患者的营养要点

肝脏是人体最大的“化工厂”，承担着营养物质代谢与合成、解毒、免疫、凝血等多种功能。蛋白质合成障碍会导致肝癌患者出现低蛋白血症、水肿、腹水、凝血功能异常等多种表现。肝癌患者的营养治疗应遵循高能量、高蛋白、高维生素的原则。

2. 胆道系统恶性肿瘤患者的营养要点

胆道系统承担着收集、浓缩和分泌胆汁的功能，胆汁缺乏会引起脂肪

和脂溶性维生素吸收障碍。胆道系统恶性肿瘤患者常会出现梗阻性高胆红素血症，临床表现为全身皮肤、巩膜黄染，胆道引流可缓解症状。如仍存在严重消化不良，可将胆汁回输并联合肠内营养，能明显改善营养状态。

3. 胰腺恶性肿瘤患者的营养要点

胰腺恶性肿瘤患者的恶病质发生风险很高，胰腺组织被破坏后，其分泌的胰岛素和胰酶减少，易出现胰源性高血糖、消化不良、脂肪泻等症状。因此，胰腺恶性肿瘤患者应尽早接受营养治疗，饮食应遵循高能量、低脂肪、高蛋白、高维生素的原则，并进行口服营养补充。如果整蛋白型肠内营养剂不能耐受，可选择短肽或氨基酸性制剂，但应避免渗透压过高引起腹泻。也可补充外源性胰酶，缓解消化不良症状。

健康 加油站

肝、胆、胰恶性肿瘤患者厌食的应对措施

肝胆胰恶性肿瘤患者容易出现厌食症状，这是肠内营养治疗最大的阻力之一。为改善症状，饮食上可尝试多种不同口味的食物、少食多餐、增加能量密度，也可在医生的指导下使用孕激素类、促胃肠动力药，还应注重患者的心理疏导，营造轻松的心态和良好的就餐环境。另外，要尽早评估营养状况，早期启动以肠内营养为主的营养治疗，以补充膳食的不足。

（丛明华）

六、胃肠道恶性肿瘤手术后如何调整饮食

胃肠道恶性肿瘤手术后患者会出现营养不良、体重下降、免疫力降低等问题。对患者饮食进行专业指导，可以改善患者的营养和体能状况，提高治疗耐受性，获得更好的治疗效果。

听专家说

很多胃肠道恶性肿瘤手术患者不知道术后该如何吃，导致营养状态不能较好地维持，影响康复和进一步治疗。

1. 哪些因素可能会影响胃肠道恶性肿瘤手术后患者饮食的恢复

（1）手术造成消化道解剖的变化和消化道蠕动能力下降。

（2）消化液、消化酶分泌不足或分泌不同步。

（3）消化道菌群失衡。

（4）紧张的情绪，影响消化液分泌和胃肠道蠕动。

2. 如何调整饮食来促进康复

细嚼慢咽：充分咀嚼有助于弥补胃容积减少带来的食物研磨不够充分的缺陷，同时可以通过神经和体液调节，调动消化液分泌。建议胃手术后患者每口饭咀嚼30下左右，小口慢咽，特别是全胃切除术后，应避免大口吞咽液体食物冲击吻合口。

少食多餐：术后早期（2~4周）4~6餐/天，定时定量进餐，根据恢复情况逐步增加每餐进食量和固体食物成分。

确保充足的营养供应：术后早期的流质和半流质饮食很难满足机体能量和蛋白质需求，国内外营养学会指南均推荐口服营养补充有助于胃肠道手术后患者康复，特别是胃手术后，推荐进行3~6个月的口服营养补充。

补充消化酶和益生菌：补充消化酶可以帮助分解食物中的大分子物质，减轻胃肠负担，缓解因消化不良引起的腹胀、嗳气等症状。补充益生菌可以帮助恢复肠道菌群的平衡，增强肠道屏障功能，促进营养吸收，增强免疫力。

适当运动，逐步增加活动量：散步、太极拳，也可利用弹力带进行肌肉锻炼，有助于增进食欲，增加体能，缓解紧张和焦虑情绪。

健康
加油站

饮食调整的注意事项

循序渐进：出院后逐步由半流质饮食→软食→普食，既要避免限制饮食造成摄入不足，又要避免一次大量进食造成消化不良甚至肠梗阻。食物宜软烂，蒸煮食物为主，避免油炸、熏制、烤涮等难消化食物，避免辛辣刺激、酒类、浓茶、浓咖啡等食物。

监测体重：体重是最简便易行的监测指标。

及时寻求专业指导：若进食量不足或体重持续下降，应及时到营养科或主治医生门诊进行评估，尽快启动营养支持。

（梁 斌）

第六节 内分泌疾病与营养

一、在甲状腺功能亢进的波动中，应该如何调整饮食

甲状腺功能亢进（简称“甲亢”）是由多种因素引起甲状腺激素分泌过多的代谢亢进的内分泌疾病，临床症状包括心悸、怕热、多汗、食欲亢进、体重下降及基础代谢率升高等，部分患者有弥漫性甲状腺肿、突眼征等表现。

听专家说

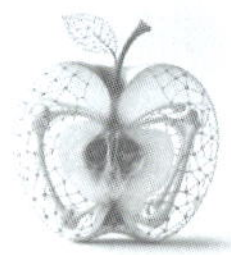

甲状腺激素分泌过多，导致基础代谢率升高，能量消耗和营养需求增加，甲亢患者营养的主要目标为纠正过度消耗和改善营养状况。推荐采用“三高一限”的饮食方式，即高能量、高蛋白、高维生素以及限制碘摄入。此外，避免不当饮食诱发的病情波动亦十分重要。

1. 增加能量和蛋白质摄入

甲亢患者因代谢快、能量消耗大，常出现体重下降和体力不足，病情波动期应适当增加总热量和蛋白质摄入。根据病情轻重，甲亢患者的每日总能量摄入高出正常人 15%~50%，全日能量可达 3 000~3 500 千卡。同时蛋白质的摄入可增加 1.5 克/（千克体重 · 天）以促进肌肉修复。

2. 补充维生素和矿物质

甲亢会导致体内维生素和矿物质（如钙、磷、镁、钾）的消耗增加，导致骨质疏松等风险增加。因此，应适当补充富含维生素和矿物质的食物，以及足量的维生素 D 和钙质。

3. 控制碘的摄入

碘是合成甲状腺激素的关键元素，合理控制碘摄入量，避免甲亢

复发或病情加重。甲亢患者应避免食用高碘食物（如海带、紫菜、海参等），尽量选择低碘或无碘的盐类调味品。

4. 避免刺激性食物，选择高纤维食物促消化

甲亢患者易出现心悸、焦虑、失眠，应避免刺激性食物，如咖啡、浓茶、酒精等。甲亢患者还常因食欲亢进而进食过多，多摄入高纤维食物有助于改善消化，同时避免血糖和食欲波动。

5. 少食多餐，保持饮食规律

应保持定时定量进食，避免暴饮暴食或长时间空腹。推荐少食多餐，保证营养供应充足的同时，避免食欲波动过大。

健康加油站

选择富含优质蛋白、低碘且易消化的食物，避免高糖高脂和刺激性食物，合理补充维生素与矿物质，远离烟、酒、茶、咖啡，帮助身体平稳度过每一天，让每位甲亢患者都能在科学管理中更好地恢复健康！

（潘　慧）

二、甲状旁腺手术患者术前及术后应如何制订饮食计划

甲状旁腺是人体内重要的分泌腺之一。人体有两对甲状旁腺，分别位于左右两叶甲状腺的背侧。甲状旁腺主要分泌甲状旁腺激素，调节机体内的钙磷代谢。患者多因出现高钙血症相关的并发症或体检发现颈部结节就诊。甲状旁腺腺瘤或甲状旁腺癌患者需要手术切除病灶以达到降低甲状旁腺激素及血钙的目的。

听专家说

在甲状旁腺手术前，患者往往表现为高钙血症，而术后则可能出现低钙血症。对于术前及术后不同的血钙水平，饮食上应有所调节。

1. 甲状旁腺手术术前患者饮食注意事项

术前患者应严格控制血钙水平。

避免高钙类食物：应严格控制高钙类食物的摄入，如奶制品、豆制品、鱼虾贝类海鲜等，警惕高钙危象。

谨慎摄入维生素 D：有研究认为，对于原发性甲状旁腺功能亢进症患者而言，补充维生素 D 能降低甲状旁腺激素水平或增加骨密度。但术前应在医生的建议下谨慎补充维生素 D。

2. 甲状旁腺手术术后患者适宜摄入哪些食物

术后患者容易出现低钙血症的相关临床表现，比如手足或口周麻木，严重时可出现抽搐。术后应注意维持血钙水平。

钙剂及维生素 D 的补充：根据血钙水平，遵医嘱适量补充钙剂及维生素 D，定期监测血钙水平并调整钙剂及维生素 D 用量。

高钙类食物：对于血钙偏低的患者，可适当补充高钙类食物，但要避免长期大量摄入高钙类食物；对于顽固性低钙血症患者，应增加摄入高钙类食物。

对于甲状旁腺癌患者需切除患侧甲状腺，术后饮食可参考“甲状腺手术患者术前及术后应如何制订饮食计划”。

健康加油站

原发性甲状旁腺功能亢进症为甲状旁腺的原发病灶引起甲状旁腺激素分泌过多所致的一组临床综合征，可表现为以下症状。

非特异性症状：乏力、疲劳、食欲减退、体重减轻等。

骨骼症状：关节疼痛、病理性骨折、自发性骨折。

泌尿系统症状：烦渴、多饮多尿、多发性泌尿系结石、慢性肾功能不全。

消化系统症状：便秘、消化不良、恶心呕吐、多发性溃疡、慢性胰腺炎。

心血管系统症状：血压升高、心律失常。

（胡　亚）

三、在糖尿病的挑战中，应该如何调整饮食

糖尿病是由遗传因素、内分泌功能紊乱等各种致病因素作用，导致胰岛功能减退、胰岛素抵抗等而引发的糖、蛋白质、脂肪、水和电解质等一系列代谢紊乱综合征。临床上以高血糖为主要特点。分为 1 型糖尿病、2 型糖尿病、妊娠糖尿病以及其他特殊类型糖尿病四种类型。

听专家说

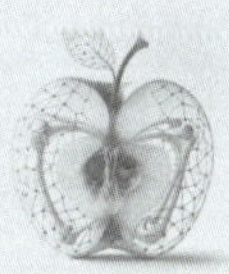

如果血糖长期持续在一个较高的水平，就可能损伤全身的血管，这些血管滋养着您的眼睛、肾脏、心脏、大脑和其他器官以及神经，高血糖会导致这些器官的损伤，从而影响它们的正常功能，最终威胁生命。糖尿病最有效的治疗包括饮食治疗、运动治疗、药物治疗、糖尿病教育及心理治疗、病情监测等综合治疗手段。

1. 糖尿病营养治疗的黄金法则

（1）控制每日摄入所有食物提供的总能量，以达到或维持理想体重。

（2）平衡膳食，选择多样化、营养丰富的食物。

（3）限制饱和脂肪酸摄入量，适量选择优质蛋白。

（4）适当放宽对主食类食物的限制，减少含单糖及双糖的食物。

（5）高纤维膳食，多选择血糖指数低的食物。

（6）减少食盐摄入。

（7）适当少食多餐，进餐定时定量。

（8）多饮水，限制饮酒。

2. 糖尿病患者饮食治疗成功的十大要点

糖尿病患者饮食治疗并不是想象中的困难无比，也不是必须“苍白无味”，掌握下面的十大要点，能够帮您长久地享受快乐美味。

（1）学会计算您一天需要多少能量，如何将能量转换成您想要吃的多种食物。

（2）忙里偷闲学点常吃食物的营养成分，生的变成熟的，重量应增加多少。

（3）吃饭的技巧：定时、定量、定餐。

（4）学会食品交换份法，让您的一日三餐有滋有味。

（5）菜肴烹制要清淡，咸中有“危”。

（6）最好不要招惹酒、零食，它们只能给您能量。

（7）在外用餐时，要管好自己的嘴，做到不超量、不偏食，更不要苛刻自己只吃一碗面，要牢记食物多样和每餐不能少膳食纤维。

（8）不要道听途说，应在医生的指导下，根据自己的病情制订一套饮食治疗计划。

（9）良好的生活习惯是最好的治疗方法。

（10）鼓励亲人家属都来关心并监督您完成饮食治疗计划。

（陈　伟）

四、甲状腺手术患者术前及术后应如何制订饮食计划

近年来，甲状腺疾病因诊断率不断增高而进入大众视野，使得手术前后的饮食计划成为患者关注的焦点。针对不同的甲状腺疾病及患病严重程度，甲状

腺手术的手术方式差异较大。建议患者积极就医，根据自身情况选择合适的饮食计划。

听专家说

1. 甲状腺手术术前患者应该吃什么

清淡饮食：避免多食含脂类食物，同时戒烟戒酒，避免肥胖。

对于甲亢患者，术前禁食含碘食物。

碘剂：部分患者因手术需要，术前应遵医嘱口服碘剂。

2. 甲状腺手术术后患者如何判断自己需要吃什么

患者术后的饮食计划应根据不同的并发症或不适症状有所调整。

手脚或口周麻木：出现麻木症状时，多考虑出现低钙血症，应适量补充钙剂和维生素 D。

声音嘶哑或咽喉不适：出现此类症状时考虑与神经或组织水肿相关，应清淡饮食，忌辛辣刺激性食物。

饮水呛咳：部分患者的喉上神经或喉返神经损伤后会出现饮水呛咳，可尝试进食固体食物，避免进食流食。

乳糜漏：若术后出现乳糜漏，应严格禁食富含脂肪和蛋白质的食物，待乳糜漏痊愈后逐步恢复正常饮食。

3. 甲状腺手术术后患者是否需要补充碘

碘是人体必需的微量元素，成年人每日需要碘 100~160 微克。

术后不需要放射性碘（^{131}I）治疗的患者：建议正常饮食，少吃含碘高的食物，比如紫菜、海带等，不可完全拒绝摄入碘。

术后需要接受 ^{131}I 治疗的患者：为提高 ^{131}I 的吸收，最大限度破坏残留的甲状腺组织和残留癌组织，治疗前需要限碘饮食。

健康
加油站

根据超声检查特征，可以将甲状腺结节进行甲状腺影像报告与数据系统（TI-RADS）分类，但需要注意的是，TI-RADS 分类需要与结节大小相结合，综合考虑治疗措施。

1 类：未见异常征象，未见结节。

2 类：一般为良性结节。

3 类：多数为良性结节，恶性率 <2%。

4A 类：为低度可疑恶性结节，癌变概率为 2%~10%。

4B 类：为中度可疑甲状腺恶性结节，癌变概率为 >10%~50%。

4C 类：为高度可疑恶性甲状腺结节，癌变概率为 >50%~90%。

5 类：高度提示恶性的甲状腺结节，癌变概率 >90%。

（胡　亚）

五、高脂血症的饮食策略是什么

高脂血症是由血液中胆固醇、甘油三酯等脂类物质过高引发的代谢性疾病。

听 专家说

脂类是人体代谢的重要成分，但浓度过高会引发血脂异常，导致动脉粥样硬化、心肌梗死、冠心病、脑卒中等疾病。高脂血症病因复杂，与遗传、生活方式等有关，饮食干预对防治高脂血症至关重要，可有效降低心脑血管疾病风险。

1. 食物选择原则

增加不饱和脂肪酸：橄榄油、菜籽油、坚果、深海鱼类等可降低“坏胆固醇”——低密度脂蛋白胆固醇，提高“好胆固醇”——高密度脂蛋白胆固醇。

减少饱和脂肪酸和反式脂肪酸：少食动物脂肪、高脂乳制品，避免油炸和加工食品，防止胆固醇升高。

增加膳食纤维：全谷物、豆类、蔬菜、水果中的纤维尤其是可溶性膳食纤维，可降低胆固醇、吸附胆汁酸。

限制精制碳水化合物：减少白米饭、面包、甜食，选择糙米和燕麦等全谷物以稳定血糖。

增加抗氧化物质：多食富含维生素C、维生素E和多酚的蔬果，降低氧化应激，保护血管，减少动脉斑块的形成。

2. 烹调方式选择

少煎炸，多蒸、煮、炖、焖：避免高温油炸和煎烤，采用低温、低油的烹调方式，减少热量和反式脂肪酸。

少油，用健康油：减少油脂用量，使用橄榄油、菜籽油等健康油品代替黄油、猪油等饱和脂肪酸含量高的油脂，避免反复使用煎炸过的油，每日烹调油不超过25克。

少盐少糖，控酱料：减少盐、糖和高钠调味品，每日盐不超过5克，添加糖不超过50克。

3. 饮食方式与生活习惯

定时定量进食：按时进餐，控制食量，避免暴饮暴食或长时间空腹，以维持血糖和血脂稳定。

食物多样：在控制总能量和脂肪摄入的基础上，选择多样化食物，每天不少于12种，每周不少于25种。

戒烟限酒：戒烟可避免降低“好胆固醇”，限酒可防止甘油三酯升高，有助于改善血脂。

吃动平衡：合理膳食和适当运动以维持健康体重，减少体脂。超重和肥胖者每天可减少300~500千卡能量摄入，并增加运动。

高脂血症患者的营养治疗旨在降低血脂、改善代谢、预防心血管疾病。定期监测血脂，结合合理膳食、适当运动和必要时的药物治疗，可有效降低心血管疾病风险。

（潘　慧）

第七节 口腔及骨骼系统、肌肉系统疾病与营养

一、如何通过饮食调整应对口腔溃疡

口腔溃疡是一种常见的黏膜疾病，常出现明显疼痛，影响吃饭、刷牙甚至讲话。口腔溃疡大多是复发性阿弗他溃疡和创伤性溃疡，与营养缺乏、物理机械刺激等因素有关，因此，可以通过补充营养，避免进食辛辣、粗糙和过热食物，预防溃疡发生。

听 专家说

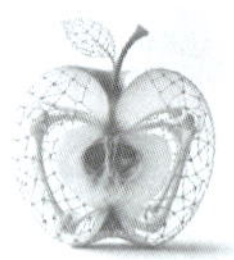

临床上复发性阿弗他溃疡、创伤性溃疡、眼 - 口 - 生殖器综合征、结核病、口腔癌等均可表现为口腔溃疡。复发性阿弗他溃疡的病因尚不明确，通常认为是营养缺乏、免疫紊乱、精神心理因素在内的多因素作用的结果，该病有自限性，症状轻者往往可以不治而愈。创伤性溃疡则是由明确的刺激因素长期慢性刺激引起的，如锐利牙尖擦伤口腔黏膜，进食过烫食物引起黏膜损伤，去除刺激因素后，溃疡多数可以很快明显好转或愈合。至于其他疾病的口腔溃疡表现，单纯饮食调整虽不能治愈溃疡，但仍有助于防止进一步加重溃疡损伤，并通过平衡营养增强全身抵抗力。

1. 饮食调整

机体缺乏铁、锌等微量元素以及维生素 B、维生素 C 等时，口腔溃疡高发。在治疗口腔溃疡时，要注意调整饮食习惯，多补充微量元素和维生素，多吃新鲜蔬菜和水果，保证水分的充足摄入，纠正不良饮食习惯，保证膳食均衡性。在口腔溃疡发作期间，应

禁食辛辣、酸性、滚烫、油炸、腌制、坚硬粗糙食物，可以食用如鸡蛋羹、蔬菜粥等味道清淡、质地较软的食物。此外还可以适当补充蛋白质，促进组织愈合。口腔溃疡易感者平时的饮食口味也应清淡，少吃重口味食物，以免刺激口腔黏膜。口腔反复溃疡时，可以记录饮食日记，寻找并避免可能诱发溃疡的食物。

2. 生活习惯调整

口腔溃疡易感者应当避免过度疲劳，保持规律作息、充足睡眠，提高身体的免疫力。及时调节抑郁、焦虑等不良情绪，戒烟戒酒，及时治疗龋齿、牙周疾病，保持口腔卫生，早晚刷牙、使用牙线。

健康加油站

1. 膳食均衡，少食辛辣食物，戒烟酒，减少对口腔黏膜的刺激。
2. 适度运动，提高机体免疫力。
3. 规律作息，保持乐观心态。

（郑　颖）

二、缺牙和种植义齿后，应该如何调整饮食

牙齿缺失影响咀嚼功能，即使只缺失少量牙齿，因余留牙移位会导致咬合关系不良，咀嚼功能明显下降。

听专家说

1. 牙齿缺失后的饮食调整

选择软烂、易咀嚼的食物：食物应易于咀嚼和吞咽，如稀饭、面条、蒸蛋等，蔬菜水果和肉类可以榨汁或搅拌成泥方便食用。

避免过硬、过热、辛辣的食物：过

硬的食物可能会加重缺牙部位的负担，甚至损伤其他健康牙齿。过热、辛辣的食物可能刺激口腔引起不适或影响拔牙创口愈合。

保持营养均衡：拔牙窝愈合直至完成义齿修复常需要数月时间，缺牙期间应确保膳食中蛋白质、维生素和矿物质等营养成分的均衡摄入。可以选择富含蛋白质的食物，如鱼类、豆腐等，以及富含钙质的食物，如奶制品等。

2. 种植义齿后的饮食调整

种植手术后：早期以流质或半流质食物为主，如牛奶、果汁、粥、软面条等。避免刺激种植义齿手术部位、保持口腔清洁，避免食用过热、过硬、过黏或辛辣刺激性食物，非手术侧可正常饮食。拆线后根据恢复情况逐渐过渡到正常饮食。可以适量食用米饭、馒头、青菜、肉等食物，但仍需要注意食物的质地和烹饪方式，避免过度用力咀嚼或食用过硬的食物。

种植修复后：种植修复体循序渐进地承担咬合力。种植义齿戴牙后2~4周，建议以软食或半流食为主，如稀饭、软面包、煮软的蔬菜、质地细嫩的鱼肉和禽肉等；2~4周后可逐渐过渡到正常饮食，仍需要避免螃蟹壳、坚果壳、软骨、黏豆包等过硬、过黏的食物，以免损坏牙冠、桥体等修复体或影响种植体的稳定性。前牙种植患者还需要避免啃玉米等可造成侧向过大力量的动作。

健康加油站

及时修复缺失牙，保障种植修复长期稳定

1. 牙齿缺失后应及时修复，恢复功能。应定期到医院进行复查、专业清洁维护，确保种植义齿的长期健康。

2. 术后避免佩戴对术区有压迫的活动义齿。

3. 分辨不同食材、烹饪方式食物的软硬度。如炖烂的牛腩和牛肉干硬度差别明显。合理的饮食调整有助于促进口腔健康的恢复和种植义齿的成功。

（李　倩）

三、对于不同骨折手术人群，应该如何调整饮食

骨折后合理的营养补充可以促进患者骨折、伤口的愈合和身体恢复。

听专家说

1. 一般骨折患者饮食建议

维持热量摄入：确保身体有足够的能量来应对手术和创伤。

高蛋白饮食：可促进组织修复、肌肉重建，减轻伤口水肿，防止感染。推荐脱脂或低脂牛奶、鸡蛋、瘦肉、鱼、家禽类（去皮）等，素食者可选用豆制品。

补充钙和维生素 D：钙是骨骼的主要成分，维生素 D 有助于促进钙的吸收和利用。应多摄入鱼类、动物肝脏、蛋黄等。

富含维生素饮食：维生素与创伤及手术后愈合和康复有关。除日常饮食外，可遵医嘱补充复合维生素制剂。

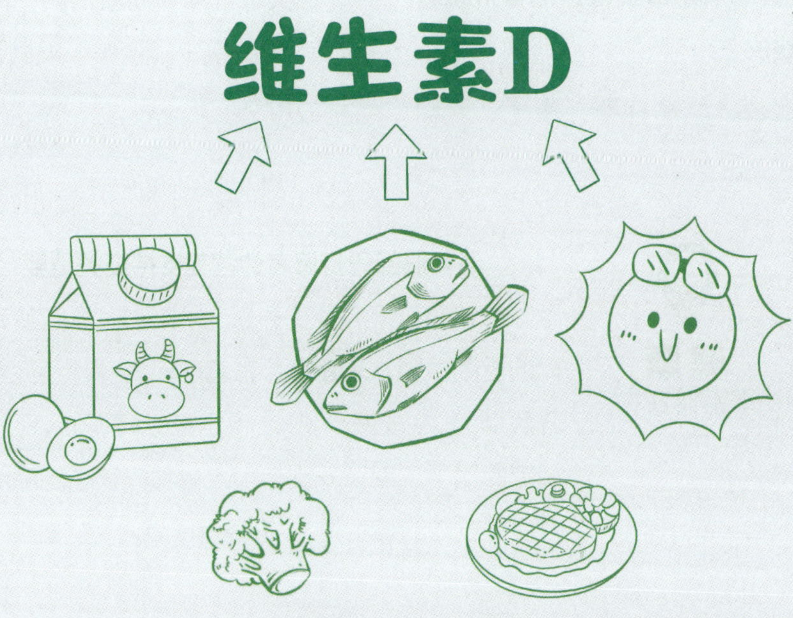

维生素 D 的合成来源

多饮水或补液：促进循环代谢、调节体温、帮助消化吸收、运送养分、预防结石和便秘。

高膳食纤维饮食：多摄入蔬菜（如芹菜、韭菜、豆芽）、粗粮等，同时应多饮水，促进粪便软化，改善便秘。

补充微量元素：铁、磷、镁、锌等可改善贫血，增强钙吸收和维生素 D 活性。推荐补充红肉、蔬菜、豆类、谷类、蘑菇、海鲜等。

2. 营养高风险骨折患者饮食建议

营养高风险骨折患者，如肌少症、衰弱、复合伤、肿瘤、慢性疾病或高龄患者，在饮食营养基础上，遵医嘱增加口服营养补充、维生素 D 和钙剂。

3. 意识不清或昏迷的骨折患者饮食建议

使用鼻胃管或鼻空肠管行肠内营养时，需要确认喂养管位置，控制喂养速度，保持床头抬高 30° ~45°或半坐卧位，预防反流误吸、腹胀、腹泻或便秘。

4. 合并慢性肾脏病的骨折患者饮食建议

这类患者需要遵医嘱选择低蛋白或不限制蛋白质饮食，平衡肾脏与营养需求优先级。

5. 合并糖尿病的骨折患者饮食建议

围手术期患者需要将血糖控制在适当范围。

6. 合并缺铁性贫血的骨折患者饮食建议

这类患者需要适量增加红肉（瘦肉）、铁强化酱油、蔬菜、水果摄入，口服铁剂和维生素 C。

健康 加油站

老年髋部骨折患者的营养支持至关重要

老年髋部骨折多发于 65 岁以上人群，是致残、致死的重要原因。患者常伴有基础疾病，骨折后蛋白质分解加速、合成减少，加之手术应激，营养状况较差。规范的围手术期营养支持可改善营养状态，还能降低术后并发症的发生率，促进患者康复。

（高　娜）

第八节 心、脑、肺、肝、肾疾病与营养

一、脑卒中患者应该如何调整饮食

脑卒中，俗称中风，主要是脑部血管突然破裂或堵塞从而引起脑组织损伤的一组急性脑血管病，分为缺血性脑卒中和出血性脑卒中。

听 专家说

1. 脑卒中与营养有什么关系

脑卒中与我们的饮食息息相关。脑卒中与不健康饮食习惯有关，一些青年人长期高盐高油饮食、喝奶茶、饮酒，易早发高血压、高脂血症，导致脑卒中，这也是我国脑卒中年轻化的重要原因。

脑卒中后常会出现吞咽困难、言语障碍、意识障碍等，使得患者出现进食困难，最终半数患者出现营养不良。

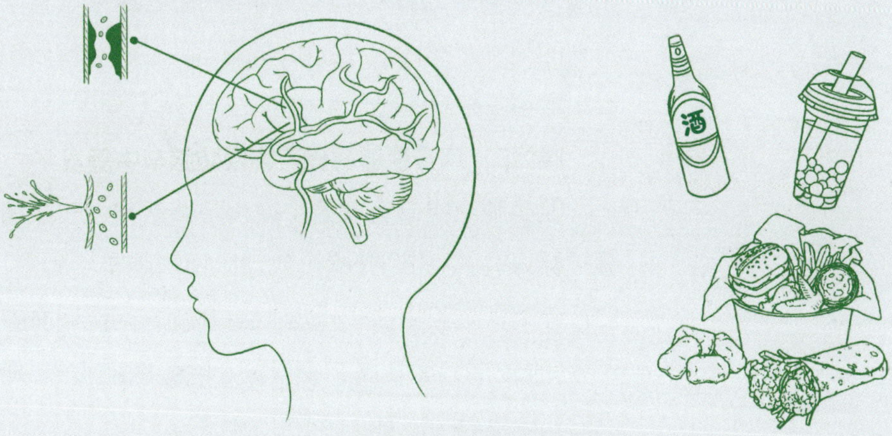

脑卒中患者的不良饮食习惯

营养不良会增加并发症的发生，延长住院时间，增加病死率。

2. 脑卒中患者如何调整饮食

脑卒中患者的营养管理需要贯穿脑卒中的全过程。

脑卒中急性期：应尽早对脑卒中患者的吞咽功能和营养状况进行评估，制订个性化的营养支持策略，包括热量和蛋白质需求、营养支持的途径和营养制剂的选择等。

脑卒中恢复期：需要神经功能康复，饮食上要保证足够的能量和优质蛋白的摄入，建议多食用富含膳食纤维的水果、蔬菜、粗粮，并足量饮水。多数患者会改为经口进食，但仍应注意避免误吸。

脑卒中慢性期：以预防脑卒中复发为主，建议平衡膳食原则，推荐遵循中国居民平衡膳食宝塔饮食原则或选择地中海饮食，合理选择烹调方法，以蒸、煮、炖、拌、汆等为主。针对合并症给予饮食调整，如合并高血压需要控盐。保证维生素、膳食纤维及益生菌的摄入。

健康加油站

脑卒中患者饮食调整的误区

误区一：饮食越清淡越好

很多老年人患脑卒中后饮食过于清淡，可能会出现电解质紊乱、维生素缺乏、低血压、营养不良，反而会增加脑卒中的复发风险。脑卒中患者应采取科学合理的膳食方案，保证足够的能量、蛋白质、电解质和维生素等营养素的摄入。

误区二：饮食能够替代药物预防脑卒中复发

很多脑卒中患者改善了饮食习惯后，血压、血糖等指标好转，认为调整饮食就可以预防脑卒中复发，自行停用预防药物，如阿司匹林、抗高血压药、调血脂药等，导致部分患者脑卒中复发。除健康膳食外，规范的二级预防药物治疗是不可替代的。

（周立新）

二、脑外伤患者吞咽困难时，应该如何调整饮食

颅脑损伤患者经常面临意识障碍、吞咽功能受损或丧失，导致无法经口进食。既涉及营养问题，又有误吸、窒息风险。

听 专家说

重型颅脑损伤患者如果营养摄入不足会导致营养不良和免疫功能下降，继发感染、脏器功能障碍及其他不良预后。所以，应根据病情评估制订不同阶段的饮食和营养方案，并采取多学科康复训练。

1. 如何判断吞咽困难

除评估临床表现外，专业人员常用饮水试验判断：患者坐位下饮 30 毫升温水，根据饮水次数及是否呛咳进行分级，共 Ⅰ ~ Ⅴ级，Ⅱ级和Ⅲ级需要调整进食方式，Ⅳ级和Ⅴ级患者需要接受积极的吞咽康复治疗及特殊营养方案。

2. 如何设立营养目标

（1）营养目标：体重指数（BMI）≤ 30 千克 / 米^2，可按照每日每公斤体重 25~30 千卡摄入能量；30 千克 / 米^2<BMI ≤50 千克 / 米^2，可按照每日每公斤体重 11~14 千卡摄入能量；BMI>50 千克 / 米^2，可按照每日每公斤体重 22~25 千卡摄入能量。

（2）急性期建议蛋白质摄入量为每日每千克体重 1.2~2.0 克，其中超过 50% 的蛋白质应来自优质蛋白。

（3）肠内营养碳水化合物供能不超过 60%，肠外营养葡萄糖的摄入量不超过每分钟每千克体重 5 毫克。

（4）可增加单不饱和脂肪酸和 ω-3 脂肪酸比例，避免饱和脂肪酸和反式脂肪酸的摄入。

（5）补充铜、硒、锌和维生素 D、维生素 E、维生素 C 以及谷氨酰胺等。

3. 如何进行营养治疗

（1）饮水试验 Ⅰ 至Ⅳ级的患者可自主进食，建议伤后 48 小时内进食。

（2）饮水试验Ⅴ级及意识障碍患者，建议在伤后 24~48 小时启动肠内营养治疗。

（3）营养支持过程中如果肠内营养获得能量不足 60%，可考虑联合肠外营养。达标 60% 以上即可停止肠外营养。

健康加油站

如何改善吞咽功能

（1）调整食物体积和质地，必要时可在流质饮食中添加增稠剂，增加食物黏稠度；患者头部和身体姿势建议半卧位、颈部前屈位、头侧倾位等。

（2）强化吞咽的运动与感觉训练，有助于促进吞咽功能康复。

（3）康复训练建议多学科团队合作进行。

（魏俊吉）

三、在认知功能受损时，应该如何调整饮食

认知障碍指记忆、思维和语言功能的减退，包括阿尔茨海默病和其他类型的痴呆，是全球日益关注的健康问题。研究表明，生活方式，尤其是饮食营养，在维持和改善认知功能方面起着重要作用。

听专家说

1. 增加 ω-3 脂肪酸的摄入

ω-3 脂肪酸包括二十二碳六烯酸（DHA）和二十碳五烯酸（EPA）等，对脑健康至关重要。有助于保护神经细胞膜，减少炎症，促进神经传导。推荐食用富含 ω-3 脂肪酸的食

物，如深海鱼类、亚麻籽和核桃。

2. 补充抗氧化剂

氧化应激是认知障碍的一个关键因素。抗氧化剂如维生素 C、维生素 E 和 β- 胡萝卜素，可以中和自由基，减缓氧化损伤。增加富含抗氧化剂的食物摄入，如蓝莓、草莓、橙子、菠菜、胡萝卜和坚果（杏仁、核桃）等，有助于减缓认知功能的退化。

3. 避免高糖和高脂饮食

高糖、高脂饮食会增加认知障碍的风险。建议减少糖分摄入，尤其是精制糖，以降低胰岛素抵抗，减少炎症。尽量选择全谷物和复合碳水化合物，稳定血糖水平。同时控制饱和脂肪酸的摄入量，减少深度油炸食品。

4. 增加 B 族维生素和维生素 D 的摄入

B 族维生素（维生素 B_6、维生素 B_{12}、叶酸等）参与能量代谢和神经递质的合成，而维生素 D 则有助于神经元的生长和维持，缺乏均会影响认知功能。食用绿叶蔬菜、全谷物、瘦肉、鸡蛋、豆类和乳制品，可以补充足够的 B 族维生素和维生素 D，预防和改善认知障碍。

5. 地中海饮食

地中海饮食被认为是促进大脑健康的有效方式，强调整体食物的摄入，而不是单一营养素。鼓励摄入充足的绿叶蔬菜、新鲜水果、全谷物、坚果、鱼类、禽肉、橄榄油等，限制红肉、黄油、高脂乳制品。

6. 保持水分摄入

脱水会影响认知功能，因此保持适当的水分摄入至关重要。建议每天至少喝 8 杯水，根据活动水平和天气情况进行调整。

温馨提示

认知健康与我们的日常饮食营养密切相关。我们可以采取积极的营养策略和健康生活方式，延缓认知衰退的进程，保护和提升大脑功能。

（高岱佺）

四、心肌梗死和心力衰竭时，饮食的关键是什么

当患者发生心肌梗死和心力衰竭时，体内会发生水及电解质紊乱、营养素代谢紊乱和利用障碍等一系列代谢变化，造成全身多脏器损害。

听专家说

制订营养治疗方案前，应了解患者的用药情况，血钠、血钾水平，肾功能，补液量及电解质种类、数量等情况。

1. 急性心力衰竭的营养治疗要求

（1）严格的液体出入量管理：在不发生低血容量、低血钾、低血钠的前提下保持每日 500 毫升的液体负平衡，急性发作伴有容量超负荷时，限钠摄入 <2 克 / 天。

（2）发作后 2~3 天应以流质食物为主，每天总能量 500~800 千卡，液体量约 1 000 毫升。

（3）少食多餐：每日 4~5 餐，防止进食过多引起胃肠过度充盈而增加心脏负担。

（4）不宜食用可能引起胀气的食物或刺激性流质食物，如豆浆、牛奶、浓茶、咖啡等。

（5）结合血液中电解质变化调整饮食供给。

（6）随着病情好转，可从流食过渡到半流食，再到软质清淡饮食。

2. 慢性心力衰竭的营养治疗原则

适当能量摄入：每天应按照“每千克理想体重”来计算能量摄入，推荐的能量供给标准为每日 25~30 千卡 / 千克理想体重。活动受限的肥胖患者，应减重以免增加心肌负荷。

控制液体量：控制液体摄入，减轻心脏负担，应根据病情及个体习惯而有所不同。

限制钠盐摄入：为预防和减轻水肿，应根据病情选用低盐、无盐、低钠饮食。若大量利尿，应考虑会丢失钠，可适当增加食盐量以预防低钠血症。

适当限制蛋白质：每日蛋白质摄

入为0.8~1.1克/千克体重即可，其中优质蛋白应占总蛋白的2/3以上。

摄入碳水化合物：对于慢性心力衰竭（简称"心衰"）患者建议给予300~350克/天的谷类食物。

控制脂肪摄入：宜按40~60克/天供给。可给予ω-3脂肪酸以降低血中甘油三酯水平。

补充多种维生素：慢性心力衰竭患者食欲较差、消化吸收功能较弱，易出现维生素缺乏，建议优先通过新鲜蔬果、全谷物等天然食物补充；饮食摄入不足时，可在专业指导下选用复合维生素制剂，避免盲目过量补充。

维持电解质平衡：成年人每日需要钾3~4克，必要时应进行补钾治疗。适量的钙可维持正常心肌活动，心衰患者每日需要钙600~800毫克。

少食多餐：食物应以软、烂、细为主，易于消化。

健康
加油站

心力衰竭患者的营养状态与其预后息息相关，应尽早确定营养状况并进行营养干预。临床常用的营养评价方式主要有单项营养指标和综合营养评价工具两类。

（陈　伟）

五、面对慢性阻塞性肺疾病，饮食营养的原则是什么

慢性阻塞性肺疾病（COPD）是一种严重危害人类健康的常见病、多发病，严重影响患者的生活质量，并给患者、家庭以及社会带来沉重的经济负担。COPD合并营养不良的发生率很高，COPD稳定期患者营养不良发生率约为20%。营养不良可使患者骨骼肌和膈肌萎缩，使患者通气动力减弱。

听 专家说

营养不良是COPD的重要合并症，可降低生活质量，加重临床症状，显著增加患者的死亡风险，对临床结局产生不良影响。因此，对营养不良的患者进行积极营养干预，对于提高患者的生活质量、改善预后具有重要意义。

COPD患者的营养治疗原则

能量：COPD稳定期的患者估计能量需求可首选正常情况下静息能量消耗（resting energy expenditure，REE）预计值的1.3倍。过度能量供给（≥1.5×REE）可导致CO_2产生显著增加，产生不良影响。

碳水化合物：碳水化合物应提供总能量中50%~60%的部分。过高的精制碳水化合物供能比可导致脂肪转化合成增多以及肝脂肪变，也可导致CO_2潴留。

蛋白质：为促进合成代谢应供给充足的蛋白质，蛋白质摄入1.5克/（千克体重·天）可作为一个合理估计起始量。规律监测，及时调整治疗，以避免体重进一步下降或瘦体组织继续丢失。

脂肪：对COPD稳定期的患者脂肪供能应占全日总能量的20%~30%，应激状态管饲营养时，脂肪供给量可相应增加，以40%~50%为宜，适当添加中链脂肪酸，以提高脂肪的代谢率及利用率。

电解质和微量元素：包括低钾血症、低钙血症、低镁血症、低磷血症在内的电解质紊乱，均可能对呼吸功能产生影响，均需要对症进行相应纠正。COPD患者补充钙剂和维生素D，可预防或治疗骨质疏松合并症，尤其对于应用糖皮质激素治疗者更为有效。

健康 加油站

对 COPD 患者在入院 24 小时内可通过营养风险筛查 2002（NRS 2002）评估，若 NRS 2002 评分≥3 分，则制订营养支持计划；若评分 <3 分，则每周复查，一旦出现 NRS 2002 评分≥3 分，则进入营养评定、营养干预的程序。

（陈　伟）

六、在肾病的不同阶段，营养策略应该是什么

我国慢性肾脏病患病率为 10.8%，已成为严重影响国人健康的重要公共卫生问题。随着肾功能下降，心血管事件发生率和死亡风险显著升高，进展至终末期肾病后依赖透析或肾移植维持生命。

听专家说

肾病患者的营养状况是影响生活质量、并发症发生率和存活率的重要因素之一。对于长期坚持低蛋白饮食的患者需要予以营养状况评估，以提高其生活质量和长期存活率。

1. 长期坚持低蛋白饮食的秘诀

（1）每日保证充足能量，用复合碳水化合物为主的糖类和植物油为主的不饱和脂肪酸构成能量的主要来源。

（2）尽量在限制蛋白质的摄入量范围内供给优质蛋白，从而保证人体蛋白质代谢的需要，减少组织蛋白质的分解。全日供给的优质蛋白均匀分配在三餐内，以更好地发挥蛋白质的互补作用。慢性肾脏病（CKD）1 期 ~2 期患者，不论是否患有糖尿病，蛋白质摄入推荐量为 0.8 克 /（千克体重 · 天）。对于代谢稳定的 CKD 的 3 期 ~5 期非透析患者，蛋白质摄入推荐量为

0.6克/(千克体重·天)。血液透析及腹膜透析患者，蛋白质摄入推荐量为1.0~1.2克/(千克体重·天)，当合并高分解代谢急性疾病时，蛋白质摄入推荐量增加到1.2~1.3克/(千克体重·天)。其中至少50%来自优质蛋白。可同时补充复方α-酮酸制剂0.12克/(千克体重·天)。再根据患者的体重、年龄、饮食史、合并症及应激状况进行调整。

(3)精确的电解质摄入，远离高钾血症、高磷血症。若合并高钾血症，在饮食中应慎重选食高钾水果及蔬菜。在烹调时可用大量水煮泡的方法去掉部分钾。

2. 灵活的食物交换与选择

(1)为了限制总蛋白质的摄入量，可采用小麦淀粉(或其他淀粉)作为主食代替普通大米、面粉。

(2)受限食品除定量供给的动物蛋白食品之外，其他含动、植物蛋白高的食品均在控制范围之内，例如大豆类及其制品、坚果类及粮食类等。

(3)限制含钾量高的食品，如慎选高钾水果、土豆、马铃薯淀粉。

健康加油站

保持良好的生活质量体现在有一个良好心态，享受喜爱而且正确的食物，坚持力所能及的运动锻炼，让每一位慢性肾脏病患者吃好，活得更好！

(陈 伟)

第九节 肥胖与营养

一、肥胖背后的饮食真相是什么

肥胖是一种慢性代谢性疾病，肥胖与能量摄入关系密切，一个人每天所需的能量又与其年龄、性别、生活方式、健康状况等密切相关。肥胖者进食过多的原因也很复杂。

听专家说

肥胖是能量正平衡的结果，丰富的高能量食物伴随着活动减少，能量消耗降低的生活方式，导致了肥胖的发生。

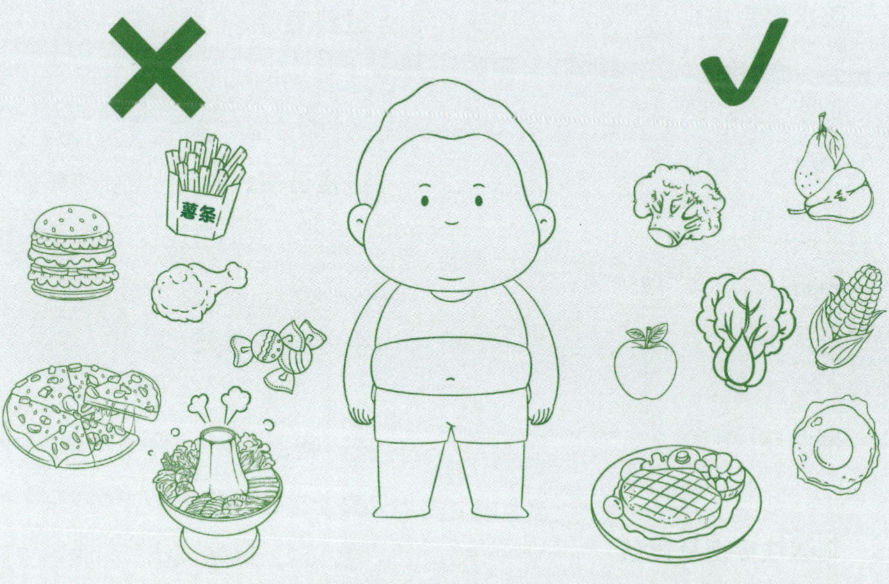

肥胖背后的饮食真相

1. 吃多少

一方面，推荐限能量平衡膳食，男性每日摄入能量为 1 200~1 500 千卡，女性每日摄入能量为 1 000~1 200 千卡；另一方面，也可根据不同个体基础代谢率和身体活动相应的实际需要量计算。

[身高（厘米）-105]×15（卧床者）

[身高（厘米）-105]×（20~25）（轻体力活动者）

[身高（厘米）-105]×30（中体力活动者）

[身高（厘米）-105]×35（重体力活动者）（单位：千卡）

2. 吃什么

碳水化合物：限制饮食中碳水化合物摄入比限制饮食中脂肪摄入更能促进身体脂肪的减少。生活中常见的碳水化合物主要为米、面等主食及添加蔗糖的食物。

脂肪：在同等质量的情况下，脂肪产热能最多。因此，每日用烹调油控制在 10~20 克。

蛋白质：摄取优质蛋白，按照鱼肉、鸡肉、牛羊肉、猪肉的顺序选择。

刺激性食物及食盐：辛辣刺激性食物（如辣椒、芥末、咖啡）可以刺激胃酸分泌增加，容易使人产生饥饿感。每日食盐量也应限制在 3~6 克。

高能量食物：指 400 千卡 / 100 克以上能量的食物，包括油炸食品、含糖烘焙糕点、糖果、肥肉等。

多吃能量低、饱腹感强的食物：粮食类食物粗细搭配，可以适量选用玉米面、燕麦、小米。可选用低能量高容积的蔬菜，如大白菜、冬瓜、苦瓜等。

3. 怎么吃

烹饪方式：多油、多盐的食物更容易导致热量摄入过多，建议多用蒸、煮、炖、熬、拌的方法。

进餐顺序：推荐按照“蔬菜→肉类→主食”的顺序进餐，有助于减少高能量食物的摄入量。

进食速度：进食时需要注意细嚼慢咽，适当降低进食速度，有助于及时产生饱腹感，可以避免过度进食。

4. 什么时候吃

人体代谢相关的酶类在上午最为活跃，胰岛素敏感性也更高，因此三餐能量分配要得当。遵循“早餐吃饱，午餐吃好，晚餐吃少”的原则较为适宜，建议将全天总能量大致按早餐30%、午餐40%、晚餐30%的比例进行分配，以确保能量供给与人体生理节律和活动需求相匹配。

（康维明）

二、如何在节食减肥中确保身体健康

能量限制是体重管理的核心，但是在体重管理的过程中，如何确保身体健康是饮食管理同样需要关注的重点。

听专家说

在能量限制的同时，保持饮食中各类营养素的均衡摄入是非常关键的要点。减少高热量、高脂肪和高糖的加工食品，鼓励选择新鲜和低加工的食品。饮食在减少热量摄入时，也要确保摄取足够的营养素，包括足够的蛋白质、健康脂肪、膳食纤维和各种维生素、矿物质。

鼓励选择较低能量密度的食物，包括全谷物、薯类、豆类、种子、新鲜蔬果，能够提供充足的膳食纤维和饱腹感，维持血糖平稳。同时，应避免极端的热量限制，保持身体的良好适应。

在饮食能量限制的同时，需要注意蛋白质的充足摄入。蛋白质是身体的重要组成部分，也是维持肌肉健康的关键。即使是在能量限制下，也要确保足够的蛋白质摄入，包括充足摄入瘦肉、鱼类、豆制品和乳制品。

避免过度限制脂肪，健康脂肪保障了人体的代谢需求。鼓励选择多不饱和脂肪酸和单不饱和脂肪酸，如来源于橄榄油、鳄梨和坚果的脂肪酸成分，避免动物油、肥肉、奶油、烘焙点心的饱和脂肪酸和反式脂肪酸。

应保持饮食的多样化，尽量吃不同种类的食物，以确保获得各种必需的营养素。每天至少吃12种不同种类的食物，每周食物摄入种类应达 25 种。多样化的饮食可提供充足的维生素和矿物质，如果饮食中难以获得足够的维生素和矿物质，可以考虑在医生的建议下使用补充剂。

保持水分在减重中也非常重要。每天喝足够量的水，有助于保持身体的正常功能。

健康加油站

在节食减重过程中如何控制食物分量

即便健康食物，过量食用也会能量过剩。可用量杯、食物秤或手掌法则控制分量，实行分餐制，将一天食物分成 5~6 小餐，减少每餐食量。用小份盘子，按“我的餐盘”方法，蔬菜占餐盘的一半，全谷物和蛋白质食物各占餐盘的四分之一。吃饭时要细嚼慢咽，专注进食，避免边看电视或玩手机边吃，防止无意识吃多。

（李融融）

三、追求最佳减肥速度，如何维持长期效果

科学减重需要遵循循序渐进的原则，使机体各个器官能够健康地适应新的能量状态。减重速度并非越快越好，过快的减重速度易对机体器官组织造成损伤，甚至危及生命。孕妇、乳母、老年人及患有慢性代谢性疾病的人群，应在医生或营养指导人员等专业人员的指导下科学减重。

听专家说

1. 设定合理目标

为避免减重速度过快对机体造成损害，同时也增强减重者的信心，建议在减重初始时设立体重减轻约每周

0.5千克的目标，每周体重下降控制在0.5~1千克为宜，循序渐进，提高科学减重效果。

2. 均衡饮食

控制总热量摄入，控制主食的量，增加蔬菜、水果、全谷物和蛋白质的摄入。蛋白质是人体组织的主要组成成分，为保护体内组织器官的蛋白质不被消耗，维持正常的生理功能，食物中的优质蛋白需要充分一些，比如鱼、虾、鸡肉、牛肉、兔肉等，蛋白质含量高而脂肪含量低。

减少高糖、高脂肪和加工食品的摄入。要严格地限制动物脂肪的摄入，要用植物油来烹调，不进食含脂肪高的食物，像黄油、奶油、花生、核桃及油煎、油炸的食物。

3. 规律运动

每周至少进行150分钟的中等强度运动，并结合力量训练，每周至少2天，以增加肌肉量，提高基础代谢率。有氧运动（如跑步、游泳、骑自行车）有助于燃烧卡路里，力量训练（如举重、俯卧撑）可以帮助增强肌肉，提高代谢率。

4. 保持充足睡眠

保证每晚7~9小时的高质量睡眠，有助于控制食欲和维持健康的新陈代谢。

5. 心理调整

因为压力可能导致暴饮暴食，所以一定要注意调整心态，需要意识到减肥是一个长期的过程，需要耐心和毅力。不要因为短时的体重变化而心态失衡。

6. 持续监测

定期记录体重和饮食，了解自己的进展，并根据体重变化调整饮食和运动计划。

7. 建立支持系统

与家人、朋友分享你的目标，寻求他们的支持和鼓励。有条件也可以考虑加入减肥小组或寻求专业营养师和教练的帮助。不要依赖极端饮食或快速减肥方案，这些方法很难长期坚持。避免反复节食和暴食的恶性循环。

（康维明）

四、减肥者应如何安排睡眠

肥胖症是21世纪的流行病，困扰现代人的生活、工作以及社会活动。

听专家说

美国、印度等超重（BMI ≥24千克/米^2）和肥胖（BMI ≥30千克/米^2）人口逐年增长。2015年我国成年人超重率为30.1%，肥胖率为11.9%；2018年成年人超重率为34.3%，肥胖率为16.4%，我国肥胖发病率高居全球第二位，由此带来糖尿病等代谢性疾病、慢性疾病以及癌症患者的快速增长，加重个人、家庭及社会的负担。

从能量平衡角度来说，机体摄入热量过多、代谢及消耗过少，过剩能量储存为脂肪，导致内脏脂肪和皮下脂肪增多，机体处于低度炎症状态，导致慢性疾病的发生。

熬夜、倒时差、睡眠不足、睡眠障碍以及长期的压力，导致内分泌代谢紊乱、肥胖、减肥效果不佳或复胖。

如睡眠不足，可引发反酸、饥饿感、恶心、胃肠功能紊乱、记忆力下降、头晕等症状；特别是减肥者不吃晚餐或晚餐质量差，夜间无法入睡、能量需求量增加，因饥饿感带来饥不择食的行为，尤其是喜欢摄入高热量食物（甜食、油炸、肉食等），造成摄入热量是实际需求量的4~5倍，能量摄入过多、消耗不足，机体能量代谢异常，内脏脂肪和皮下脂肪增多，导致肥胖。

保证良好充足的夜间睡眠，有利于生长激素、甲状腺素、瘦素等促分解代谢激素的产生和分泌，保持机体能量代谢正常；生活方式的改变，如限制高热量饮食，进行有氧运动，进行药物治疗或手术治疗等，已成为肥胖症干预治疗的基本步骤。

健康
加油站

肥胖症患者（中国标准：轻度肥胖 BMI ≥28 千克 / 米^2，中度肥胖 BMI ≥32 千克 / 米^2，重度肥胖 BMI ≥37 千克 / 米^2），特别是高血糖、高脂血症等患者，营养师或临床医师应指导其饮食，科学减肥。

1. 戒烟戒酒，避免高糖、高油、高盐及辛辣食物或高甜水果及浓缩果汁。

2. 合理安排作息时间，避免熬夜、不吃晚餐或过量夜餐；如值夜班，晚餐时间最好在 8 点之前结束；晚餐 7~8 分饱，避免过饱、能量摄入过多。

3. 睡前 2 小时走路，减少反酸、胃食管反流及饱胀不适感。

4. 值夜班后应补充睡眠。良好充足的睡眠，有助于机体代谢平衡和成功减肥，是我们走向健康的必要保证。

（于健春）

五、减肥代谢手术后，应如何调整患者的饮食以支持恢复

减重手术，又称减肥代谢手术，通过改变消化道容积和路径，减少食物摄入与吸收，达到减重和调节内分泌的目的。手术以腹腔镜微创入路为主，安全有效，可降低死亡率，降低心血管疾病、糖尿病等疾病风险。

听专家说

减肥代谢手术围手术期及术后远期营养管理的目标是减轻体重、维持健康、预防微量营养素缺乏和瘦体重丢失。术后饮食应分阶段调整，根据

患者耐受的食物质地、分量及手术特征进行个体化管理。

1. 术后早期饮食调整

清流质饮食：术后初期，患者以清流质为主，小口慢饮，补充水分和电解质，改善胃肠道耐受。

流质和泥状食物：术后数天到数周，过渡到全流质和泥状食物，保持小口慢饮习惯，满足蛋白质和碳水化合物需求，契合胃肠道耐受。

软食：术后2周，胃肠功能恢复，可尝试富含蛋白质，含适量碳水化合物和纤维的软食。

固体食物：术后6~8周，依个人恢复和食物耐受情况，逐渐过渡到普通质的食物。

2. 长期营养管理

术后患者需要建立健康均衡的膳食模式，家庭饮食包括瘦肉蛋白、果蔬、全谷物、低脂乳制品和健康脂肪，助力组织愈合和维持去脂体重。减肥代谢手术后，建议患者每日摄入超1.5升液体，少量多次小口喝，制订液体计划，让患者出院后能识别脱水症状并维持水分和尿量。

不同个体术式、基础临床情况不同，饮食耐受性有差异，需要了解患者的食物耐受性，依个体调整饮食质地和分量，遵循缓慢进食、充分咀嚼、干稀分食原则。微量营养素补充对接受减肥代谢手术，特别是旁路手术的患者很重要，先通过咀嚼片或液体制剂补充维生素和矿物质，待耐受性提高，再过渡到常规维生素片剂，维持微量营养素充足。

健康加油站

常见的减肥代谢手术方式有哪些

常见减肥代谢手术有腹腔镜下袖状胃切除术和腹腔镜鲁氏Y形胃旁路术（又称腹腔镜胃旁路术）。前者切除大部胃，使胃呈“香蕉状”，容量60~80毫升，减少胃容量和饥饿感激素分泌；后者建立小胃囊，让食物绕过胃大部和十二指肠，控制摄入与吸收。

（李融融）

第七章

护理康复、药物与营养

第一节 静脉营养置管途径及护理

一、外周静脉输液途径有哪些利弊及护理要点

外周静脉输液途径具有操作较简单，可短期留置等特点，在临床中广泛应用，为患者治疗疾病提供有效的静脉通路。外周静脉输液途径包括一次性头皮钢针、一次性外周静脉留置针和中长导管，但在临床使用过程中，可能会出现静脉炎、导管堵塞、渗出、外渗等并发症。充分掌握外周静脉输液途径的利与弊，对降低输液风险有重要意义。

听 专家说

输液时应根据患者治疗用药时间、药物性质、血管条件选择外周静脉输液途径，在满足治疗的前提下，选择较细及创伤较小的导管，减少静脉导管相关并发症的发生。

1. 外周静脉输液途径评估要点

外周静脉输液途径的建立，进行全面的评估和风险防范是关键。从以下四方面进行评估。

评估治疗方案：评估输液目的、疗程、药物性质及输液速度等。

评估患者情况：评估患者病情、年龄、活动状况、配合程度等。

选择穿刺部位：评估穿刺部位的皮肤状况、静脉弹性、可否触及、静脉走行及直径。

选择穿刺工具：选择外周静脉输液工具类型、材质及型号。

2. 外周静脉输液途径的优势

（1）护士单独可以完成操作，方便快捷。

（2）外周静脉留置的血管内导管

较柔软，可短期留置，减少穿刺频率。

（3）可输注全血及血液制品。

（4）导管相关性感染发生率较低。

3. 外周静脉输液途径的劣势

（1）不宜使用下肢静脉穿刺，易引起血栓性静脉炎。

（2）不宜长期、连续输注刺激性液体，有渗出、外渗的风险。

（3）输液过程中，如出现红、肿、热、痛等症状，应立即停止输液，评估是否有静脉炎发生风险。

（4）一次性输液钢针渗出、外渗发生率较高，只可用于单次给药。

健康加油站

静脉输液过程中的护理要点

1. 严格执行无菌操作，避免发生导管相关性感染。

2. 输注 2 种以上药液时，注意药物间配伍禁忌，避免导管堵塞。

3. 不应在输液侧肢体上端测血压。

4. 密切关注患者的病情变化和输液过程中的患者主诉，如出现不适，立即停止输液，查找原因。

5. 每日观察皮肤及敷料的完整性，避免导管打折、扭曲、受压。

（孙文彦）

二、中心静脉置管途径有哪些利弊及护理要点

中心静脉置管是重症患者常用的静脉治疗通路。合理选择穿刺部位、超声引导加持、规范导管维护技术等，是提升医疗护理质量的重要方法。

听专家说

中心静脉置管是指经皮直接穿刺中心静脉的方法，主要包括锁骨下静脉、颈内静脉和股静脉途径。使用中心静脉导管的优点有输注高渗透压和非血管相容性药物、避免多次静脉穿刺、保护外周静脉避免静脉炎、快速输液、可进行血流动力学监测等。提倡可视化技术在置管中的应用，建议首选有更少感染并发症的锁骨下静脉途径。导管维护是护理工作的重点内容，主要包括：评估、冲管和封管、导管消毒与固定等内容。

1. 中心静脉导管护理评估的主要内容

中心静脉导管使用/维护前，应进行全面的护理评估，主要包括患者全身及穿刺局部状况、导管功能、治疗方案等，经过培训有资质的静疗专科护士是导管评估和维护的专职人员。整体评估主要包括疾病种类和严重程度、意识、出凝血功能、自我护理能力等。导管评估主要包括留置时间、维护间隔、静脉炎、导管相关性血栓、导管位置和通畅程度等。

2. 规范冲管和封管操作

间断输液及每次输液（输血）前及治疗结束后，应回抽并冲洗导管，并评估导管功能。建议采用正压封管方式，以减少血液反流入管腔，降低堵管、导管相关性感染等风险。应使用生理盐水而不是无菌注射用水进行冲管和封管。

3. 合理选择导管固定方式

每日评估敷料/固定装置的完整性，纱布敷料至少每2天更换1次，透明敷料每5~7天更换1次。推荐选用浓度>0.5%的葡萄糖酸氯己定乙醇溶液以穿刺点为中心擦拭消毒皮肤，并自然待干。导管固定应不影响观察穿刺点和输液速度。

健康加油站

中心静脉置管的适应证

中心静脉置管为高医疗风险操作技术，主要适用于重症患者。导管留置和维护应由经过培训的专业人士进行操作，遵守标准操作规程是提高医疗安全性的重要保障。

（朱明炜）

三、经外周静脉穿刺的中心静脉导管途径有哪些利弊及护理要点

经外周静脉穿刺的中心静脉导管（PICC）是经上肢静脉、肘正中静脉、头静脉、肱静脉穿刺置管，尖端位于上腔静脉的导管。PICC 操作安全，并发症发生率较低，最长可留置 1 年时间，在患者治疗疾病过程中，提供安全有效的中长期输液途径。

听专家说

PICC 是一根细长、柔软的导管，可通过导管将药液输进体内。在满足治疗的前提下，选择较细、管腔少、创伤小的导管，可减少患者反复穿刺的痛苦，避免药物对血管的刺激，保护患者静脉，确保输液安全。

1. 经外周静脉穿刺的中心静脉导管途径的优势

（1）PICC 可满足中长期输液需要，减少反复穿刺带来的痛苦。

（2）操作安全性高，创伤小，感染率较低。

（3）根据临床治疗需要，PICC 有一腔、二腔、三腔的导管可以选择。

（4）耐高压导管可以高压注射碘对比剂，还可以测量中心静脉压，为患者治疗提供依据。

（5）PICC 属于深静脉置管，由于血流量大、血液流速快，药物可被迅速稀释，减小药物对血管的刺激。

（6）不影响患者日常生活，如吃饭、如厕、置管侧肢体轻微活动等。

2. 经外周静脉穿刺的中心静脉导管途径的劣势

（1）置管侧肢体不能受压及提重物。

（2）置管后需要最长7天维护一次，如出现黏膜完整性受损，应随时换药。

（3）带管期间不能泡浴。

健康加油站

经外周静脉穿刺的中心静脉导管的护理要点

1. 维护及使用时严格执行无菌操作，避免发生导管相关性感染。

2. 输注2种以上药液时，注意药物间配伍禁忌，预防导管堵塞。

3. 不应在输液侧肢体上端测血压。

4. 密切关注患者的病情变化和输液过程中的患者主诉，如出现不适，立即停止输液，查找原因。

5. 每日观察皮肤及敷料的完整性，避免导管打折、扭曲、受压。

6. 至少每7天维护一次，如有渗血、贴膜卷边等，及时到医院维护。

7. 患者切勿玩弄PICC体外部分，以免造成导管断裂。

8. 若PICC不慎脱出，不可将脱出部分送入体内，应妥善固定导管，到医院进行处置。

9. 不要选择袖口过紧的衣物，以免穿脱时导管脱出。

10. 穿刺部位不能涂抹抗菌药膏，淋浴时妥善固定，防水并保持干燥。

（孙文彦）

四、完全植入式静脉输液港途径有哪些利弊及居家护理要点

完全植入式静脉输液港（又称“中心静脉置管输液港”）在长期输液、化疗、肠外营养患者中应用广泛。相比外周静脉输液，它避免了药物对外周静脉的刺激，降低静脉炎和静脉硬化的风险；相比 PICC，输液港无体外暴露结构，降低了感染风险并提高了患者的生活质量。居家护理中，患者和家属需要了解其基本结构及常见并发症的识别。

听专家说

输液港由导管和港体组成，港体通常置于右侧锁骨下方皮下，导管经颈内静脉达右心房上缘。港体可长期反复穿刺输液，植入和取出手术会在锁骨下留下约 5 厘米的刀口，需要特别注意护理。

1. 输液港植入术后早期的居家护理（术后 1~2 周）

两不可：①不可沾水。刀口未愈合，沾水可能导致感染。可用毛巾擦浴，若纱布打湿，可到社区医院换药。②不可剧烈活动。避免刀口开裂，减少手臂大幅度活动，穿衣服时先穿患侧。

三注意：注意肿痛，注意渗液，注意开裂。若出现血肿、感染或刀口开裂，应及时就医。轻微红肿、疼痛、渗液通常在 1~2 天消退，换药时可咨询医生。

2. 输液港使用中的居家护理

输液港使用过程中对日常生活影响较小，但随着使用时间的延长，可能出现输液港老化、受损相关的并发症，应注意识别。

发热：若体温 >38℃，需要警惕导管相关性感染，尽早就医。

心慌、锁骨下疼痛：若症状突然加重，可能提示导管断裂，需及时就医。

健康
加油站

输液港植入术后注意事项

定期维护：如果在治疗间歇期，输液港应每月维护1次。

增强扫描要慎重：耐高压输液港可行CT增强扫描、磁共振增强扫描，普通输液港需提前告知检查人员。

避免磕碰：虽然说输液港植入刀口愈合后基本不会影响正常生活，但为了更好地保护输液港，确保使用安全，仍要注意保护输液港的港体、导管，免受磕碰。

（王志伟）

第二节 胃肠道营养置管途径及选择有哪些

一、进食少、吞咽困难、吸入性肺炎患者选择哪些营养途径

长期卧床的老年人、神经系统疾病患者更容易出现吞咽困难和吸入性肺炎。对于这些人群，要及时关注他们的进食情况以预防营养不良。

听专家说

1. 出现哪些情况提示我们要警惕了

（1）进食、吞咽缓慢，食物含在嘴里不咽。

（2）饮水时呛咳、声音湿润、流口水。

（3）反复呛咳。

（4）饮水变少、小便变少。

上面的症状提示误吸风险高，我们就要注意了，需要每周测体重，记录小便。要为患者选择糊状的食物，并且减少餐量、增加餐次。患者要专心吃饭，吞咽时让下巴尽量靠向胸部（保护气道），使用增稠剂等。

2. 营养支持的途径有哪些

当我们做出以上努力，但患者仍出现体重下降和吸入性肺炎，就要给予患者营养支持了，以下是几种营养支持途径。

鼻胃管：是一种柔软的管子（直径约4毫米），通过鼻腔插入胃内，用于喂食和注入药物，一般在门诊或床旁就可以进行操作。

鼻空肠管：是一种更加柔软细长的管道（直径约3毫米），在放射介入、胃镜或电磁导航的引导下，由专门人员留置于十二指肠或空肠。它可以持续泵入营养液，也可以注入少量的

药物。

胃造瘘：一种手术治疗，通过将胃腔与皮肤表面相连，形成胃造口，患者通过造口摄入食物和液体。

经静脉营养：是通过静脉输液的方式，将营养物质直接输入血液，绕过胃肠道。

3. 这些途径分别适合什么样的患者群

鼻胃管：是改善患者营养状况的临时手段，随着患者吞咽功能的好转，恢复进食，即可拔除。

鼻空肠管：适合卧床、认知障碍和胃潴留的患者，更深的管路可以预防误吸。它也是临时的手段，使用一般不超过6周。

胃造瘘：是一种长期的治疗方式，用于吞咽功能或意识障碍难以恢复的患者。

经静脉营养：仅适合肠道功能障碍或肠内营养不能满足需求的情况，经静脉营养，需要密切监测肝功能、电解质，预防输液并发症。

健康加油站

选择合适的营养支持途径至关重要

得益于技术的发展，鼻饲管已更舒适、更易被患者接受。在合适的时机，选择正确的途径给予营养支持，可以让患者获得更高的生活质量。

（付　锦）

二、手术后胃排空障碍的营养支持途径选择

手术后胃排空障碍，俗称胃轻瘫，是指手术后胃不能排空其内容物的现象。是腹部手术后常见的并发症，最常发生在胃癌根治术后和胰十二指肠切除术后。

听专家说

引起手术后胃排空障碍的原因，包括术前糖尿病、幽门梗阻、电解质紊乱、营养不良、焦虑抑郁、手术方式及药物镇痛等，以及目前尚未明确的原因，这些因素可导致胃动力的紊乱。

1. 可能导致手术后胃排空障碍的因素

全身因素：患者手术前后精神高度紧张、电解质紊乱、营养不良。

腹腔内局部因素：手术后吻合口水肿、创面的粘连、创面的炎症反应，液体渗出包裹压迫。

2. 手术后胃排空障碍的临床表现

最主要是恶心、呕吐，进食水或者食物后，吐出大量胃内容物，吐后症状暂时缓解。感觉上腹部饱胀不适，但上腹部疼痛不明显，有的人出现顽固性呃逆。

3. 手术后胃排空障碍的治疗与营养支持途径

全身治疗：对于手术前后精神高度紧张的患者，心理干预是不可忽视的部分，有时应用针灸治疗，效果不错。对于手术前后有电解质紊乱及幽门梗阻伴营养不良的患者，要首先给予纠正和治疗。对于营养不良的患者，首先给予肠外营养支持，迅速补充能量和蛋白质，然后，尽早建立肠内营养通路，比如鼻肠管，通过肠内营养来纠正营养不良，效果更好。

针对胃的局部治疗：对于呕吐，可使用止吐药和促胃动力药，使用胃管，及时进行胃肠减压。

绝大多数手术后胃排空障碍经过上述治疗，特别是经过鼻肠管提供肠内营养，时间短则 10 天，长则 2 个月左右，胃排空功能都能够恢复。极少数难治性胃排空障碍，比如治疗 3 个月仍然不能恢复，需要选择经腹壁空肠营养管置入手术，长期提供肠内营养，最后的选择就是手术植入胃部电刺激器。

健康加油站

手术后胃排空障碍恢复的表现

目前对于手术后胃排空障碍，尚没有特效的治疗方法。如果胃管减压液体的量减少，是有恢复的迹象。真正好转，是患者感觉到胃突然有排空感，引流胃液量明显减少，感觉到饥饿，想吃食物。在这个恢复过程中，需要医生、患者及其家属的共同努力，才能顺利度过这个阶段。

（唐　云）

三、放疗、化疗患者如何选择营养途径以保障营养摄入充足

放疗、化疗是肿瘤治疗的重要手段，而保障营养摄入充足是放疗、化疗顺利进行的重要基础。患者在放疗、化疗期间常常出现恶心、呕吐、食欲减退等消化系统不良反应。此时，需要通过积极手段，保障患者摄入充足的营养，包括口服营养补充剂、肠内营养、肠外营养等。

听专家说

正常人用嘴吃饭就能满足身体需要。当放疗、化疗导致患者食欲减退、饭量减少时，通过在食物中添加营养补充剂提高吃下去的营养密度，虽然吃的总量少了，但口口都是“精华”，摄入的营养仍然够用。大家听说过的“安素”就属于这一类型。但如果这样营养仍然不够，或者吃完就会呕吐甚至出现误吸呢？我们知道，经口吃下食物经过食管到达胃，经过胃的初步消化，食物中的营养物质主要在小肠吸收入血。如果吃进去的食物

不够，一种方式是把营养物质直接打到胃甚至小肠，称为肠内营养；另一种方式是不经过消化道，直接把需要的营养物质注射入血，称为肠外营养。这些方式各有各的适用情况，需要医生进行判断，下面只是简单介绍优先级，以免有些患者见到别人在输大袋的“乳液”时自己也眼馋。下文主要介绍这两种路径对患者生活质量的影响。

口服营养补充剂 > 肠内营养 > 肠外营养

这个排序应该比较符合直觉，更接近正常生理状况的营养补充方式，能更好地维持消化系统功能和保证营养均衡。因此，对于能够正常进食的放疗、化疗患者，应当鼓励经口进食。而肠外营养涉及输液，有严格的适用情况，需要医生进行判断，并在医院内输液，家庭应用比较困难。

健康加油站

保护好你的经鼻营养管

用后冲管：冲管有两个要点，第一水要够，第二劲要大。20 毫升注射器抽满水，用力把注射器固定在营养管开口处，防止因压力过大崩开。然后，尽量快速地打完。请相信营养管和胃肠道的抗压能力。

固定紧，别拉扯：营养管的意外脱出是另一大再次置管的原因。所以，鼻子上的胶布不黏了要及时换新，用完后末端可用胶布固定在耳后。

（王志伟）

四、家庭肠内营养患者的置管途径选择

家庭肠内营养患者的置管途径，根据置入导管管端的位置，分为胃内置管和空肠内置管。选择营养管放置途径应该考虑：①肠道能否安全使用；②肠内营养支持的时间长短；③胃排空功能及发生误吸的危险性。

听专家说

家庭肠内营养患者的置管途径可归纳为 2 大类，分别是胃内置管途径及空肠内置管途径。

1. 胃内置管途径

鼻胃置管：是家庭肠内营养最常用的途径，优点是简便、经济，缺点是对鼻咽部有刺激、容易脱出。

胃造口置管：是家庭肠内营养比较常用的途径，优点是由于是从腹壁进入胃内，清洁护理方便；缺点是胃造口置管需要利用医疗设备才能进行，置管需要一定的经济费用。

经颈部食管造口胃内置管：应用于已经有经颈部食管造口的患者。

经颈部咽造口胃内置管：应用于已经有经颈部咽造口的患者。

2. 空肠内置管途径

鼻空肠置管：鼻空肠置管是将营养管经鼻腔、食管、胃放入空肠内的方法，明显减少了误吸等并发症。鼻空肠置管的方法可分为床边鼻空肠置管和术中鼻空肠置管。

经腹壁空肠置管：优点是营养管可长期放置，管端外露部分在腹部，较为隐蔽，无明显不适，心理负担小，活动方便。

经皮内镜下空肠置管：要求营养管经腹壁直接或经皮内镜胃造口术（PEG-J）间接放置在小肠内。

健康加油站

胃内置管与空肠内置管的优缺点

胃内置管的优缺点：胃内置管是指导管的尖端在胃内。胃内置管行家庭肠内营养的优点是胃容量大，既适合输注家庭制作的匀浆饮食、混合奶，又适合输注所有商品用肠内营养制剂，还可采用间歇输注方法。缺点是易发生营养制剂误吸入肺内，从而导致吸入性肺炎。

空肠内置管的优缺点：空肠内置管是指导管的尖端在空肠内。空肠内置管行家庭肠内营养的优点是患者胃功能受损、胃轻瘫时也能进行家庭肠内营养，患者误吸风险高也能进行家庭肠内营养。缺点是与胃内置管相比，医生的置管操作复杂一些，往往需要采用连续输注方法。

（唐　云）

第三节 居家肠内营养及置管的护理要点

一、居家如何冲配口服营养粉剂

口服营养粉剂是一种经口摄入以补充日常饮食不足的口服营养补充剂。它富含碳水化合物、蛋白质、脂肪、维生素和矿物质，能满足身体需求，改善身体营养状况，提高免疫力。

听 专家说

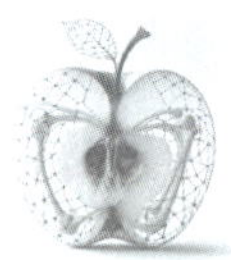

除一般日常饮食外口服营养补充通常建议每天摄入 400~600 千卡，分 2~3 次加餐服用，1 标准份口服营养粉剂为 250 毫升左右。1 标准份口服营养粉剂具体的冲配浓度，可参照营养粉剂说明书进行冲配。

1. 口服营养粉剂冲配前准备

冲配物品准备，包括口服营养粉剂、冲配匙、杯子（带刻度）、搅拌棒 / 摇摇杯（带刻度）/ 电动搅拌杯（带刻度）、30~40℃的温水。

2. 口服营养粉剂冲配方法

（1）使用杯子和搅拌棒冲配时，根据冲配说明将一定量的温水倒入带刻度的杯子内，再使用冲配匙将一定量的口服营养粉剂加入温水中，加粉剂的同时使用搅拌棒不停搅动水，使其充分搅拌溶解。

（2）使用摇摇杯或电动搅拌杯冲配时，根据冲配说明将一定量的温水倒入带刻度的摇摇杯或电动搅拌杯中，再使用冲配匙将一定量的口服营养粉剂加入温水中。最后将摇摇杯或电动搅拌杯杯盖旋紧，摇动摇摇杯或打开电动搅拌杯开关，充分搅拌混匀。

（3）口服营养粉剂冲配过程要避

免污染。配制好要立即使用，如不能需要置于4℃冰箱内冷藏保存，限24小时内使用，未用完应丢弃；从冰箱中取出的肠内营养制剂需要恢复到室温后使用。

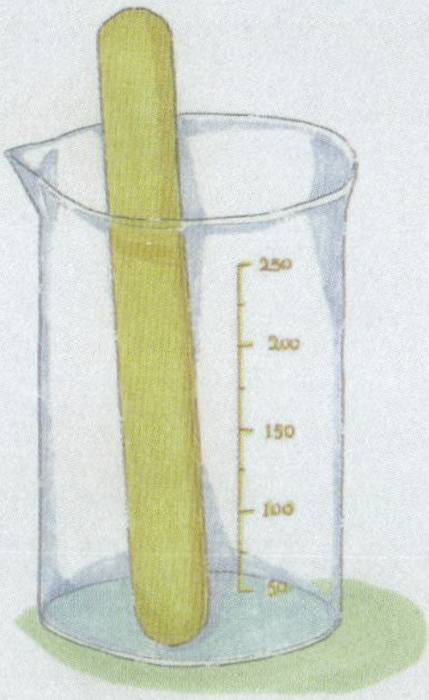

带刻度的杯子 + 搅拌棒

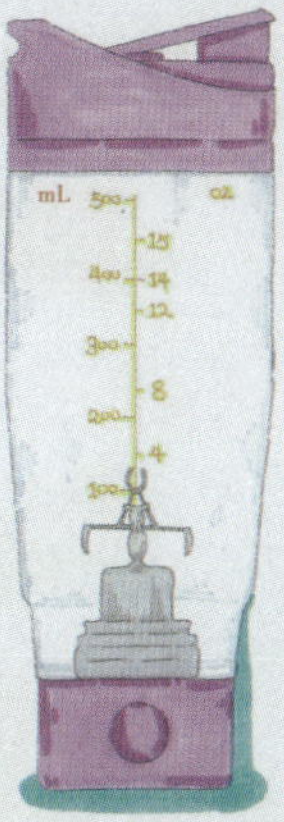

电动搅拌杯

健康加油站

丰富口服营养粉剂的口味

口服营养粉剂可以与其他食物混合，味道更佳。添加的食物要结合食用者的实际情况，避免不适或血糖波动。糖尿病患者要选用糖尿病专用粉剂及适宜的食物。

（1）加入普通流质食物中，如米汤、面汤、粥、麦片等，味道更好。

（2）冲配好的口服营养粉剂和水果一起放入搅拌机中搅拌混合制作奶昔。

（3）选用个人喜欢口味的口服营养粉剂，如香草味、麦香味、咖啡味等。

（4）根据个人喜好进行调味，如加入调味品、果汁、蔬菜汁、可可粉、芝麻粉等进行调味。

（郭淑丽）

二、肠内营养喂养管堵塞了该怎么办

肠内营养喂养管的种类主要包括鼻胃管、鼻肠管、胃造口管、空肠造口管等。其中喂养管堵塞是肠内营养常见的并发症之一，其中鼻肠管、空肠造口管由于管径小，护理不当易发生堵管。

听 专家说

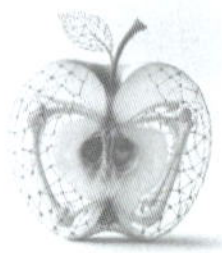

在肠内营养过程中，喂养管堵塞与喂养管管径小、冲管不到位、经喂养管给药、输注速度过慢、营养液黏稠、肠内营养制剂种类等相关。在喂养管日常维护时，不仅需要熟悉喂养管堵塞后的处理，也需要知晓喂养管堵塞的预防。

1. 肠内营养喂养管堵塞的预防

（1）采取正确的脉冲式冲管方法，即“推－停－推－停”手法。

（2）冲管液可选用温开水、生理盐水或灭菌水。

（3）间歇重力滴注或分次推注时，每次喂养前后用 20~30 毫升温开水冲管。

（4）持续输注时，应每 4 小时用 20~30 毫升温开水冲管。

（5）必须经喂养管给药时，应将药物充分碾碎，用温开水充分溶解后注入。给药前、两种药之间、给药后用 20~30 毫升温开水冲管，给药时暂停管饲喂养。

（6）若冲洗时感觉管路阻力变大，可增加冲洗频率和冲洗量。必要时可使用 5% 碳酸氢钠注射液或带气苏打水冲管。

（7）经鼻肠管及空肠造口管给予肠内营养，建议使用营养泵输注，防止堵管。

2. 肠内营养喂养管堵塞的处理

（1）一旦发生堵管，首先使用注射器将喂养管内残留的肠内营养制剂抽吸干净，然后抽取温开水回抽、注入交替反复冲洗管道，但不可暴力冲管。

（2）若复通失败，可以将温开水

替换成 5% 碳酸氢钠注射液 + 胰酶溶液或带气的苏打水，使用上述方法进行反复冲洗疏通。

（3）若复通仍失败，禁止直接插入导丝疏通导管，应及时就医，由专业人员进行处理。

健康
加油站

规范给药，预防堵管

（1）经喂养管给药，建议首先给予液体药物，黏稠液体药物需要稀释。固体片剂、胶囊制剂充分研磨、溶解后注入。

（2）控释片、缓释片、肠溶药、舌下含服等药物不宜经喂养管给予。

（3）不能将药物直接加入肠内营养制剂中，避免药物与营养制剂发生反应造成凝结。

（4）应避免将 pH ≤5 的液体药物与肠内营养制剂混合，防止蛋白质变性形成沉淀。

（郭淑丽）

三、居家留置的鼻胃管 / 鼻肠管多长时间进行换管

鼻胃管 / 鼻肠管更换周期主要取决于导管材质，目前导管所使用的材质主要包括硅胶和聚氨酯。聚氨酯类导管因其更好的生物相容性、稳定性、弹性以及耐腐蚀、强度高、摩擦系数小及柔顺性好等优点，在体内留置时间长于硅胶导管。一般情况下，鼻胃管 / 鼻肠管更换时间应依据说明书建议的导管使用期限进行更换。

听专家说

随着临床医学的不断发展，新型的肠内营养导管材质，如聚氨酯，逐渐被引入并广泛应用于临床。聚氨酯材质的肠内营养导管，如三腔喂养管和螺旋形鼻肠管，由于其优良的机械性能和生物相容性，被证明是安全且有效的选择。尽管聚氨酯导管的推荐更换周期为 42 天，但对于一些置管难度大、耐受性差的患者，可以适当延长聚氨酯材质肠内营养导管的留置时间，但不宜超过 90 天。

为什么要进行鼻胃管 / 鼻肠管更换

临床上常用颜色、硬度、回弹角度对鼻胃管 / 鼻肠管进行评价，鼻胃管 / 鼻肠管回弹角度越大，弹性越好；回弹角度越小，弹性越差。根据临床实践及研究报道，鼻胃管 / 鼻肠管在体内留置后，鼻胃管 / 鼻肠管的颜色为黄色、黄绿色或黄褐色是可以使用的；鼻胃管 / 鼻肠管变成黑色时容易发生断裂，造成胃壁损伤等不良后果，因此不能使用。

（1）长期经鼻置管可能导致鼻咽部刺激、溃疡、出血、导管脱出、断裂或堵塞、反流以及吸入性肺炎等并发症，因此经鼻置管仅适用于使用 4~6 周的患者。

（2）预防鼻胃管 / 鼻肠管所致鼻黏膜压力性损伤，应 4~6 周换管，且管饲时头部抬高 30° ~45° 可减少吸入性肺炎的发生。

健康加油站

如何进行长期居家营养管路选择

肠内营养时长可能在 4~6 周或更长时，胃肠功能正常，首选经皮内镜胃造口术（PEG）或经皮内镜空肠造口术（PEJ），PEG/PEJ 说明书中写明可以带管 2 年，延长管路使用时间，避免频繁更换导管。并且应当在需要长期进行家庭肠内营养的患者中实施 PEG 或 PEJ。

（方 玲　李元新）

四、经肠内营养管路给药的护理要点有哪些

经肠内营养管路给药前，应评估患者的合作程度，有无腹部不适、腹泻、胃潴留等情况，应评估患者目前肠内营养的途径、喂养管位置及喂养管路通畅情况。为保证经肠内营养管路输注药品安全有效，避免肠内营养相关并发症的发生，还应制定输注肠内营养及药品注意事项的规范要求，告知患者及家属肠内营养管路给药过程中的注意事项及配合要点，保证患者安全。

听 专家说

接受肠内管饲营养的患者通常无法经口正常饮食，当其需要口服药物时，可能需要通过营养管路给予。通过营养管路给药，需要把药片研碎或把胶囊打开，绝大部分缓释、控释制剂都不能研碎，需要查看说明书或请药师进行管路给药相关不良反应的评估。

如何正确经肠内营养管路给药

（1）使用温开水、生理盐水或灭菌水冲管，对于免疫功能低下或危重患者，建议使用灭菌水。

（2）药物不应添加到肠内营养制剂中，而应使用 20~60 毫升注射器单独注射给予（较小的注射器可能对营养管产生的压力大，使其破裂）。

（3）每种药物应单独给予，然后用 20~30 毫升温开水冲管。不同的药物之间需要存在给药间隙，并进行导管冲洗。

（4）尽可能选择液体药物或可溶性药片（可溶性药片可在给药前溶解在 10~15 毫升的水中）。若需要把药片研碎或把胶囊打开，需要专业的医师或药师进行管路给药相关不良反应的评估。

（5）固体药物需充分研磨、溶解再注入，输注前后管路需要冲洗干净，避免与营养液混合形成沉淀。

（6）避免注入不可溶纤维、颗粒状难溶物或油状物。

（7）在给药过程中，应密切观察患者有无不适反应，如呕吐、腹痛等，一旦发现应马上停药，并寻求专业指导，尽快进行后续处理。

健康
加油站

药物与肠内营养制剂的相互作用

下列常见药物可能与肠内营养制剂发生反应产生沉淀从而堵塞喂养管：环丙沙星、左氧氟沙星、地西泮、兰索拉唑、奥美拉唑、泮托拉唑、苯妥英钠、硫糖铝等。因此，建议以上药物尽量不经过肠内营养喂养管给药。

（方 玲 李元新）

五、家庭肠内营养置管喂养患者的居家护理要点有哪些

家庭肠内营养（HEN）是指居家经胃肠道为患者提供机体所需能量和营养素的营养支持方式。HEN 喂养途径包括鼻胃管、鼻肠管、经皮内镜胃造口术 / 经皮内镜空肠造口术（PEG/PEJ）、肠造瘘口置管等。HEN 患者若缺乏相关知识，会产生营养不良、腹泻、便秘、感染等，严重影响患者的生活质量及预后。

听 专家说

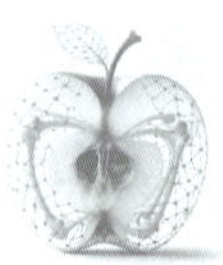

HEN 置管喂养的患者出院后面临经喂养管吃什么、怎么吃、吃多少以及管道维护等问题。

1. 居家肠内营养吃什么

为保证每日所需营养，选择适合的肠内营养制剂，也可自行配制营养液，食材要新鲜，最好现用现配。开启后的营养制剂或配制好的营养液放在4℃的冰箱保存，24 小时后弃去。

2. 居家肠内营养怎么吃

温度：营养液或营养制剂的温度在 37~40℃。

体位：喂养期间患者尽量采取坐位、半坐位，或者将床头抬高 30°~45°，防止反流引起误吸。输注或灌注后，需要保持上述体位 30~60 分钟。

清洁卫生：喂食器具及输注管路要及时清洗，保持清洁卫生。

3. 居家肠内营养吃多少

合理计算目标喂养量。合理设置泵入速度，顿服每天 4~6 次，每次 200~400 毫升。若出现腹胀、腹泻、恶心、呕吐等症状，减慢泵入速度或延后下一次顿服时间。

4. 如何维护肠内营养管道

（1）确认喂养管的位置。

（2）经鼻置管者妥善固定导管于鼻部及面颊部，不配合的患者可采用胶布和寸带双重固定；空肠造口管采用胶布和缝线固定于腹壁。

（3）营养液输注完 / 灌注后，使用 20~30 毫升温水脉冲式冲洗。

（4）根据导管使用说明书要求时间更换导管。

健康
加油站

PEG 包埋综合征的预防

包埋综合征（BBS）是 PEG 的严重并发症之一，指过度牵拉 PEG 管道，导致胃黏膜坏死，从而内垫片从胃腔移行至胃壁内或腹壁内，表现为腹痛、腹壁周围水肿、红斑、PEG 管固定（不能左右旋转或向里向外移动）、PEG 喂养困难或需要更大压力进行管饲、PEG 管周围渗漏、管腔完全堵塞等。日常维护时应每天将造口管向内推送到胃造口内，适当旋转后将造口管拔出到原位置，确保外固定垫与皮肤之间有 5 毫米活动度，以防 BBS 发生。

（高　岚）

第四节 手术后患者的营养护理

一、什么是口服营养补充

肠内营养根据摄入途径可分为口服营养补充和管饲营养。口服营养补充（oral nutrition supplement，ONS）适合能经口进食但摄入量不足者，是最安全、经济、符合生理特点的肠内营养支持方式，被推荐作为胃肠功能正常患者首选的肠内营养支持治疗方式。

听专家说

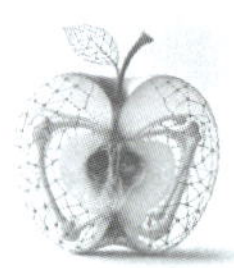

ONS是指除正常食物外，经口摄入特殊医学用途配方食品以补充日常饮食不足的营养支持方式，营养成分包括宏量营养素（蛋白质、糖类、脂肪）和微量营养素（维生素、矿物质、微量元素）。

1. 为什么选择ONS

ONS可改善围手术期患者的营养状况，提高免疫水平，促进术后康复。对于胃肠功能正常且可经口进食、无禁忌证的患者，若术前营养状态不佳，应在术前尽早应用ONS。由于肿瘤疾病患者自身代谢增强、消化道重建术后消化吸收功能受损，加之外科手术术前禁食禁水、术后机体应激等因素，常规膳食无法有效满足机体需要量，应根据胃肠功能恢复情况尽快开展营养治疗，首选ONS。对术后营养不良或需接受辅助放疗/化疗的患者，建议术后持续应用ONS 3~6个月，以免因营养不良导致治疗中断。

2. 摄入ONS的注意事项

应遵循循序渐进、小口啜饮、少

量多次的原则，以提高机体对 ONS 的依从性及耐受性。ONS 提供方式包括餐间补充（加餐服用）、部分代餐（进餐时服用）、全代餐（代替饮食，全量多餐）。若可经口摄入膳食，建议餐间服用 ONS，将 ONS 作为常规膳食的补充且不影响常规膳食摄入，一般除日常饮食外，推荐通过 ONS 提供能量 400~600 千卡 / 天。

健康
加油站

ONS 与其他营养食品有什么区别

与蛋白粉、灵芝孢子粉等营养品不同，ONS 化学成分明确、营养全面、搭配更加合理，含有人体所需要的三大营养素、各种矿物质和维生素等。当不能经口进食或经口进食不足时，ONS 可以作为代餐或加餐，甚至可作为单一营养来源。而其他营养品，例如蛋白粉，它的主要成分是蛋白质，成分单一，更适合饮食中蛋白质总量摄入不足、低蛋白血症和对蛋白质需求高的患者。此外 ONS 更利于人体消化吸收，通常不含乳糖，适用于乳糖不耐受患者。

（刘　莹）

二、术后营养补充的误区有哪些

营养补充对术后患者康复至关重要，充足且恰当的营养能促进伤口愈合，减少并发症，加快康复进程。但受传统观念和虚假宣传影响，患者在术后营养补充上存在不少误区。下面就来探讨这些主要问题，并给出正确指导。

听 专家说

误区一：静脉补充营养更贵更好

肠外营养通过静脉输注，因制剂工艺复杂、无菌要求高，造价昂贵。相比之下，肠内营养更经济有效。肠外营养一般用于术后胃肠功能未恢复、病情不稳定的短期阶段，长期静脉输注应注意血清电解质紊乱、肝功能异常等代谢并发症。而且，胃肠道是天然消化和免疫器官，长期不用会使功能减退，肠屏障功能变弱，影响肝胆功能及消化吸收功能，增加肠源性感染风险。因此，只要消化道功能正常，就应尽早采用肠内营养。

误区二：术后盲目忌口

网络上充斥着各类关于术后患者饮食禁忌的经验分享，禽肉、畜肉、鱼虾、蛋、奶都被冠上“发物”的名号，但这些动物性食品富含蛋白质及其他宏量、微量营养素，是术后康复期必不可少的营养物质，摄入不足可能会引起伤口愈合能力减弱、机体免疫功能下降。“发物”是中国古代民间的一种说法，目前没有临床证据表明盲目忌口发物可促进术后康复。因此除非对鱼、虾、蛋、奶类食物过敏及治疗性因素，否则术后不应盲目忌口。

误区三：迷信名贵补品

生活中由于营养知识不足，部分术后患者常忽视日常膳食的作用，过度依赖贵重补品。其实均衡全面的膳食补充也是提高机体免疫功能的有效方法。例如冬虫夏草含有一定量重金属元素砷，长期过量摄入可能存在健康风险；人参、灵芝等具有一定的抗血凝作用，并不适用于术后早期患者，因此不建议过量摄入。

健康加油站

术后应该喝汤还是吃肉

我国汤文化源远流长，人们常把精心熬制的汤当作术后“大补神器”。但汤的主要营养素是脂肪，只有少量氨基酸、维生素和矿物质。研究显示，熬制 6 小时的鸡汤，蛋白质含量不到等重鸡肉的 1/10。所以，对术后患者来说，只喝汤并非补充营养的最佳选择。

（刘　莹）

三、压疮患者的膳食营养对策是什么

压疮也叫“压力性损伤”，多见于卧床的患者。严重的压疮患者会出现脂肪、肌肉甚至骨骼的坏死并伴随大量渗液，导致患者营养需求大大增加。科学、合理的膳食营养可促进压疮的愈合。

听专家说

营养不良易导致压疮或延缓压疮愈合，而压疮长期不愈合也会增加机体消耗，引起继发性营养不良。为促进压疮愈合，应鼓励患者摄入足够的热量、优质蛋白、富含维生素及矿物质的膳食，同时还要保证每日摄入足够量的水。

1. 保证能量摄入

（1）有营养不良或营养不良风险的成年压疮患者，建议能量补充达到 30~35 千卡 /（千克体重 · 天）。压疮患者大多卧床，容易食欲减退，烹饪过程中可增加食物色、香、味来刺激食欲。饮食应软烂易消化，少量多餐。不足的能量可以通过口服营养补充制剂来补充。

（2）有糖尿病的压疮患者，应选择血糖指数低的碳水化合物。

（3）对有吞咽或进食困难者应寻求医生帮助，及时进行肠内营养支持。

2. 增加蛋白质摄入

（1）有营养不良或营养不良风险的成年压疮患者，建议蛋白质补充达到 1.2~1.5 克 /（千克体重 · 天）。首选优质蛋白，比如蛋、奶、鱼、鸡肉及瘦猪、牛、羊肉等。有肝肾疾病者，应在医生指导下补充。

（2）精氨酸和谷氨酰胺有促进压疮创面愈合的作用，应多食用富含精氨酸和谷氨酰胺的食物。海参、虾蟹、花生、核桃、杏仁及豆皮等食物富含精氨酸；牛肉、羊肉、山羊奶酪、酸奶、鸡蛋、鱼富含谷氨酰胺。

3. 保证充足的水分摄入

每日应保证足够的水分摄入以促进压疮创面愈合。

4. 保证维生素及微量元素的摄入

维生素 A、维生素 C、维生素 E、锌、铜可促进压疮创面愈合，可适量食用富含这些营养素的食物，或遵医嘱服用多种营养素/多种维生素补充剂。

动物肝脏、鱼肝油富含维生素 A；新鲜水果、新鲜蔬菜富含维生素 C；谷类、黄豆制品富含维生素 E；生蚝、扇贝、牛肉、鸡肉富含锌和铜。

健康加油站

肥胖的压疮患者需要补充营养吗

肥胖患者出现压疮时，仍应摄入足够的能量及蛋白质以促进压疮创面的愈合，不应该在此时减重，待压疮愈合后再减重不迟。

（侯海燕）

四、家庭营养治疗康复的要点有哪些

家庭肠内营养（home enteral nutrition，HEN）在全球得到广泛应用。该营养模式便捷、舒适，可减轻医疗负担，提高医疗资源利用率。

听专家说

HEN 是指在家庭或社区环境，为经口摄入不足、胃肠功能正常、病情稳定的患者提供所需营养素。术后恢复期及疾病康复期患者可能会进行以口服或鼻饲为主的短期 HEN；对于中枢神经系统疾病、短肠综合征等患者，需要通过鼻饲、胃（肠）造口等途径进行长期 HEN，应由专业医生协助确定。

1. 选择恰当的制剂

商业化肠内营养制剂的营养成分清晰明确，可满足进食受限、消化吸收障碍、代谢紊乱等特定人群的营养需求，并且无菌处理严格，是优先推荐的选择。若要在居家环境下自制匀浆膳，要注意避免污染，营养搭配合理。

2. 准确识别并发症

HEN 期间，维护不当可能引起导管移位、断裂、堵塞等；营养液污染、输注速度过快导致腹泻、腹胀；匀浆膳成分不当造成糖代谢紊乱、营养素缺乏等。因此，患者及照顾者必须接受充分的培训。

3. 持续监测营养效果

患者及照顾者持续关注并记录体重、肌力变化，定时复诊，由专业人员整体评估营养情况。

健康 加油站

家庭匀浆膳配制方法及适宜人群

1. 食材选择与准备

选择食材：根据患者的营养需求和口味偏好，选择富含蛋白质、碳水化合物、脂肪、维生素和矿物质的多种天然食材，确保食材新鲜、无腐烂变质。

食材处理：肉类需要去骨、去皮、去筋，切成小块并煮熟；谷物需要提前蒸熟；水果、蔬菜去皮去核。

环境用物准备：配制环境清洁，配制人员操作前应洗手，提前消毒用具及容器。

2. 配制及储存

（1）根据患者营养需求和医生建议，精确称重食材并合理配比。

（2）用高速搅拌机将食材打碎，加入适量温水调制成糊状。

（3）建议现用现配，若需要提前配制，应放入冰箱冷藏保存，并在 24 小时内用完。早、中、晚餐可分别占 1/5、2/5、2/5，将匀浆膳分装到合适的容器中。

3. 适宜人群

匀浆膳适用于经口或胃造口管饲途径。采用胃造口管饲时，管路直径至少为 18F，防止堵管，且要用纱布过滤，保证其中无大颗粒物质。

（刘　莹）

第五节 药物与营养

一、什么是药物－食物－营养素之间的相互作用

越来越多的人关注一日三餐的营养素，而防病治病中又不可避免地会用到各种各样的药物，药物可能影响口感、改变营养价值，营养素也可能对药效产生影响，彼此间的影响称为药物－食物－营养素的相互作用。

听专家说

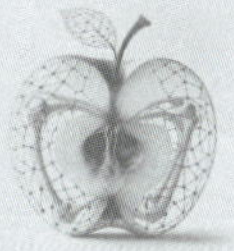

药物－食物－营养素之间的相互作用可能发生在肠外和肠内两个路径。

住院患者常通过静脉输注营养补充治疗，建议营养素和药品分两个通路给予，既便于观察可能发生的沉淀，也不会影响营养乳的稳定；如只有一个管路则记着间隔冲管。

衰弱或吞咽功能受损的患者往往需要管饲给药，而缓释、控释制剂多不能研碎，有的可能被喂养管吸附，有的又易堵管，特别当多重用药混合时增加相互作用发生率。

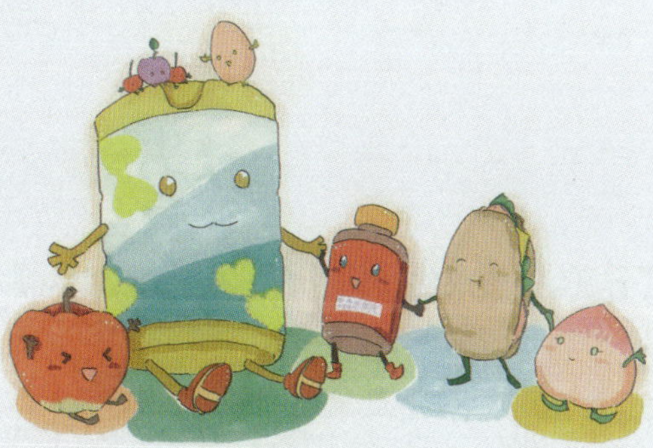

药物－食物－营养素之间的相互作用

1. 如何判断药物－食物－营养素之间的相互作用

查说明书：看注意事项或相互作用项下的内容。

看宣教材料：获知与高脂食物同服，或掰开后可能的情形。

2. 如何预防药物－食物－营养素之间的相互作用

（1）确保食物的多样性，不能因噎废食。

（2）写明空腹或餐后 2 小时服的遵从执行。对只能胃管给的奥美拉唑肠溶片则分散于果汁中 30 分钟内送服。

（3）明确有临床意义的相互作用，可改变给药途径、延长间隔时间来避免。

健康

加油站

用药与饮食护理注意事项

（1）维生素 K 含量高的绿叶蔬菜，可能影响华法林抗凝血效果，故最好每日相对固定菜量，以降低 INR 波动风险。

（2）鞣质可能络合铁剂而影响补铁效果，故不要用茶水送服补铁剂。

（3）含活菌的益生菌制剂如需与抗菌药合用，应错开服用时间。

（4）不清楚的问题咨询医师或药师。

（梅　丹）

二、当药物－营养素发生相互作用时，可能会出现哪些问题

药物和营养素之间的相互作用多表现为负面影响，可能降低疗效或引发毒性反应，极端情况可致死亡。

听专家说

药物对食物及营养素的相互作用主要是通过影响营养素的吸收、合成利用、代谢和排泄产生的。另外，药物不良反应可能改变味觉、食欲、消化和新陈代谢，间接导致营养摄入不足。

1. 影响营养素体内过程

影响营养素的吸收：如泻药会降低多种维生素和矿物质的吸收。

影响营养素合成和利用：长期服用米诺环素或多西环素可抑制肠道菌群，影响维生素K的合成，导致维生素K缺乏，引起出血。

影响营养素代谢和分解：有些药物可激活肝药酶的活性，加速营养素的分解代谢，导致体内贮存量下降，如孕期服用苯巴比妥可致婴儿维生素K缺乏。

影响营养素排泄：如利尿药引起钾、镁、锌等矿物质及维生素 B_1 的排出量增多，严重低钾可引起心搏骤停。

2. 药物治疗产生不良反应

味觉和嗅觉改变：一些药物会改变人对某些食物味觉和嗅觉的敏锐度，使食物摄入减少，比如很多化疗药物。

胃肠道损伤：一些药物可能会刺激消化道，包括胃部不适、恶心、呕吐、腹泻、溃疡和胃出血等，导致营养吸收减少，比如布洛芬等。

食欲变化：食欲的改变可能包括抑制或刺激饥饿感，从而导致体重减轻或增加，比如降血糖药二甲双胍就会引起食欲减退导致消瘦。

器官毒性：许多药物在排泄时必须经过肝脏和肾脏，导致肝和肾受损。肝损伤减缓营养素的代谢，而肾损伤会引起某些营养素的排泄减慢。

健康加油站

如何防范药物－营养素不良的相互作用

咨询专业医生或药师：在应用营养素的过程中，及时咨询专业医生或药师，了解正在使用的药物和营养素可能存在的不良相互作用，并指导您如何正确应用营养素和药物。

阅读药物说明书和食物标签：在服用药物之前，仔细阅读药物说明书，特别是用药时间、用量和用法等。同时，学会看食品标签，避免食用可能与药物相互作用的食物。

（陈莲珍）

三、饮食或营养素可能对药物有哪些不良影响？如何防范

饮食或者营养素和药物之间的相互作用可降低药物的治疗效果，甚至导致药物中毒或引起严重后果。

听专家说

营养成分（维生素、矿物质、脂肪、蛋白质、咖啡因或酒精）可改变药物的吸收、代谢或排泄，从而影响药物疗效和毒性。

1. 影响药物体内过程

影响吸收：营养素可通过延迟消化、黏附等减少药物的吸收，如钙可以与四环素类药物结合，从而减少药物的吸收。

影响代谢：有些营养素会影响肝药酶活性，从而改变药物浓度，降低疗效或增加毒性。曾有患者同时饮用葡萄柚汁和服用抗变态反应药特非那定引起死亡的案例。

影响排泄: 饮食会影响尿液酸碱度（pH 值）而影响药物排出。碱性尿液中环丙沙星在尿中的溶解度降低，形成结晶损伤肾功能，故用药期间需要多喝水。

2. 营养或者饮食状态带来的不良影响

营养素缺乏影响药物疗效: 严重的能量和蛋白质营养不良会降低药物代谢酶的数量，从而改变药物功能。

服药饮酒可能致命: 酒精会减慢身体的新陈代谢，使药物在体内的浓度增加，有时还可能引起“双硫仑样反应”。

咖啡影响药效: 咖啡因和茶碱均具有兴奋中枢和利尿作用。饮用咖啡且同时服用多索茶碱，可能导致过度兴奋、失眠、心悸。相反，咖啡因会降低催眠药和抗焦虑药的疗效，还会与钙剂结合进而导致骨质疏松。

酪胺引起高血压危象: 服用单胺氧化酶抑制剂司来吉兰或雷沙吉兰时，大量进食富含酪胺的食物（如熟干酪、熏肉）可出现心率加快、潮红、头痛、脑卒中甚至死亡。

健康加油站

如何防范饮食或者营养素对药物的不良影响

咨询专业人员: 用药前咨询医生或药师，了解药物与营养素相互作用，正确用药和补充营养。

阅读说明书和标签: 服药前仔细阅读药物说明书，学会看食物标签，避开相互作用的食物。

限钠: 服用抗高血压药和利尿药时，盐要控制在每天 5 克内（不超过 1 啤酒瓶盖）。

补钾: 服用强心苷类或排钾利尿药时，应多吃含钾食物。

限糖和脂肪: 服用降血糖药和调血脂药时，应限制糖和脂肪摄入。

（陈莲珍）

四、老年人在补充营养期间，若同时使用多种治疗药物，需要注意哪些问题

随着年龄的增长，老年人常面临营养不良和多种慢性疾病共存的问题。在治疗过程中，药物与营养制剂、药物与药物之间的相互作用成为重要问题。

听专家说

药物与营养制剂的相互作用是指药物与一种或多种营养物质之间产生的物理、化学、生理或病理生理关系。这些关系可能改变药物的药效、吸收、分布、代谢或排泄，从而影响药物的疗效和安全性。同时，药物也可能影响人体的营养状况，导致营养不良或营养过剩。

老年人因生理功能的下降和多种慢性疾病，往往需要同时服用多种药物和营养制剂，其间的相互作用更为复杂。因此，老年人需要对此特别关注，以规避健康风险。

1. 常见的药物与营养制剂相互作用案例

食物增加药物不良反应：如治疗帕金森病的雷沙吉兰会抑制酪胺的分解，而酪胺具有升高血压的作用。如果服用雷沙吉兰时摄入大量富含酪胺的食物（如熟干酪、熏肉），就可能引起严重的高血压。

药物影响食物的消化吸收：卡培他滨需要在进食或餐后 30 分钟内服用，以减少胃部不适；厄洛替尼则不能与食物同时服用，食物可增加其不良反应（皮疹和腹泻）。老年人应严格按照医嘱服药，并注意与饮食的时间间隔。

药物与肠内营养制剂的合用：多种药物与肠内营养制剂同时使用的现象十分普遍，可能通过同一喂养管进入体内发生相互作用。

2. 如何预防和管理药物与营养制剂的相互作用

主动告知：就诊时应主动告知医生饮食习惯、营养状况及用药情况

（包括处方药、非处方药和保健品）。

严遵医嘱：严格按照医生的指导和说明书使用药物和营养制剂，注意服药与饮食时间间隔。

定期监测：定期监测肝肾功能等指标，及时发现不良反应。

专业咨询：遇到疑问或不适时，应及时咨询医生或药师。

健康加油站

如何查找药物相互作用信息

查阅说明书：药品说明书通常包含药物相互作用的信息。

咨询：当无法判断时，医生和药师可以提供药物相互作用的建议。

（赵　彬）

86